U0257572

"十二五"国家重点图书

住院医师查房医嘱手册丛书

实用血液科查房医嘱手册

主　编　王　昭

副主编　付　丽　王　欢

北京大学医学出版社

SHIYONG XUEYEKE CHAFANG YIZHU SHOUCE

图书在版编目（CIP）数据

实用血液科查房医嘱手册/王昭主编 . —北京：北京大学医学出版社，2012.10

（住院医师查房医嘱手册丛书）

ISBN 978-7-5659-0437-0

Ⅰ.①实…　Ⅱ.①王…　Ⅲ.①血液病-诊疗-手册

Ⅳ.①R552 – 62

中国版本图书馆 CIP 数据核字（2012）第 192955 号

实用血液科查房医嘱手册

主　　编：王昭
出版发行：北京大学医学出版社（电话：010-82802230）
地　　址：（100191）北京市海淀区学院路 38 号　北京大学医学部院内
网　　址：http：//www. pumpress. com. cn
E - mail：booksale@bjmu. edu. cn
印　　刷：北京东方圣雅印刷有限公司
经　　销：新华书店
责任编辑：仲西瑶　　**责任校对**：金彤文　　**责任印制**：苗　旺
开　　本：889mm×1194mm　1/32　**印张**：4.75　**字数**：132 千字
版　　次：2012 年 10 月第 1 版　2012 年 10 月第 1 次印刷
书　　号：ISBN 978-7-5659-0437-0
定　　价：19.00 元

《住院医师查房医嘱手册丛书》编委会

主编简介

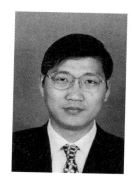

　　王昭，43岁，医学博士，教授，主任医师，首都医科大学附属北京友谊医院血液内科主任。兼任中华医学会北京分会血液学专业委员会副主任委员、中国医师协会肿瘤科医师分会委员、中国抗癌协会血液肿瘤专业委员会委员、中华医学会血液学分会青年委员、中国免疫学会血液免疫分会委员、中华医学科技奖评审委员会委员、北京医师协会血液内科专业专家委员会委员、《临床内科杂志》杂志编委、《白血病　淋巴瘤》杂志编委、《中国实验血液学》杂志编委、《临床实验和医学》杂志编委、《转化医学》杂志编委。

序

  临床医学是实践性、技能性很强的学科，临床医师的成长不仅要有广博的知识，而且要有扎实熟练的临床能力。住院医师培训是临床医师提高诊断和治疗能力的必需阶段，也是临床医学人才成长的特有阶段。我国不同层次医疗机构的临床医生的实际工作能力差距较大，其原因与我国缺乏完善的住院医师培养体系制度及相关教材有重要的关系。故建立和完善符合我国国情的住院医师培养制度，编纂适用于住院医师的教材是提高临床医师素质、保障医疗质量的根本措施，也是实现医疗卫生事业可持续发展的根本保证。本手册即以此为主要目的，希望对住院医师的培训、基础知识及技能的掌握起到抛砖引玉的作用。

  本套丛书包括消化科、心内科、肾内科、血液科、呼吸科、内分泌科、风湿科、感染科、重症医学科、骨科、普通外科、泌尿外科、神经外科、胸外科、心脏外科、妇产科、眼科、耳鼻喉科、口腔科等各临床学科；各科内容均介绍常见病及多发病。对每种疾病的介绍，均有两大部分：其一为疾病的临床分析、诊断及相关医嘱的处理，其二为具体病例分析及相关问题解答。本书的特色有二：首先阅读对象比较特殊，主要针对刚刚涉入临床的住院医师；其次能够做到充分立足临床，不仅介绍疾病本身，而且涉及疾病的临床分析与实际的医嘱处理。本套丛书可作为住院医师在全方位学习基础知识与理论，以及在轮转过程中具有实用价值信息的独立资料来源。

  丛书中医嘱部分采用了临床常用的缩写，说明如下：

  im，肌内注射；iv，静脉注射；ih，皮下注射；iv gtt，静脉滴注；po，口服；prn，必要时；sos，需要时（限用 1 次）；st，立即执行 1 次；qd，每日 1 次；bid，每日 2 次；qid，每日 4 次；q6h，每 6 小时 1 次；qn，每晚；tid，每日 3 次；qod，隔日 1 次。

本书在编写的过程中，各科均参考大量文献资料，又结合本单位的临床经验，尽量做到简明扼要又紧扣临床。但由于水平有限，难免会出现漏洞及不尽如人意之处，敬请读者批评与指正。

王 宇 张淑文

前　言

在医学发展日新月异的今天，由于基因工程、分子生物学、细胞遗传学、药理学和造血干细胞移植技术在临床上广泛应用，临床血液病学有了快速的发展。

血液病是临床常见疾病。血液系统不是一个实体器官，其诊断不像其他内科专业那样有赖于影像学及特殊的临床症状和体征。血液病缺少典型的症状、体征，其诊断更多依赖于实验室及细胞学检查，其症状、体征往往为多种病共有，而全身疾病亦有血液系统的异常表现。本书从临床实用角度出发，系统总结和归纳了常见血液病的病史询问、体格检查、诊断、鉴别诊断、治疗、疗效观察的要点及难点。本书有针对性地突出了查房过程中需要注意的问题，并且有各期医嘱的、有助于培养良好的临床思维习惯。期望对医学生、研究生、住院医师、血液专业年轻医生的临床工作有所裨益。

在本书的编写过程中血液科的全体同仁付出了辛勤的劳动，在此表示诚挚的感谢！鉴于我们的水平有限，书中纰漏在所难免，敬请广大同仁和读者批评指正。

王　昭

目　录

红细胞疾病

第一节　贫血的诊断及鉴别诊断

概述

贫血是指人体外周血红细胞容量减少，低于正常范围下限的一种常见的临床症状。由于红细胞容量测定较复杂，临床上常以血红蛋白（Hb）浓度来代替。我国血液病学家认为在我国海平面地区，成年男性 Hb<120g/L，成年女性（非妊娠）Hb<110g/L，孕妇<100g/L 就会出现贫血。

入院评估

一、病史询问要点

1. 注意贫血发生时间、速度、程度、并发症、可能诱因、对干预治疗的反应等。

2. 详细询问现病史、家族史、营养史、月经史、生育史及危险因素暴露史等，寻找贫血的原发病线索或发生贫血的遗传背景。

二、体格检查要点

1. 发热，心率，呼吸频率

2. 有无营养不良，特殊面容，端坐呼吸，步态不稳等

3. 皮肤和黏膜有无苍白、黄疸、溃疡、瘀点、紫癜或瘀斑；有无毛发干燥、舌乳头萎缩、匙状甲；下肢有无凹陷性水肿等

4. 淋巴结有无肿大

5. 有无心界扩大、杂音等

6. 有无肝大、脾大或胆道炎症

7. 有无神经病理反射和深层感觉障碍等

三、门诊资料分析

1. 血常规　红细胞、血红蛋白、白细胞、血小板、血细胞比容

(hematocrit，HCT)、红细胞平均体积（mean corpuscular volume，MCV)、平均红细胞血红蛋白含量（mean corpuscular hemoglobin，MCH)、红细胞平均血红蛋白浓度（mean corpuscular hemoglobin concentration，MCHC)、网织红细胞

2．外周血涂片　红细胞、白细胞、血小板的数量及形态变化，是否有疟原虫和异常细胞

四、继续检查项目

1．血清铁、总铁结合力、铁蛋白、叶酸、维生素 B_{12}

2．总胆红素、直接胆红素、间接胆红素，游离血红蛋白、结合珠蛋白

3．CD55、CD59，自身抗体，T 细胞亚群

4．骨髓细胞学，骨髓铁染色，骨髓病理，骨髓免疫分型

5．染色体

五、门诊医嘱

病情分析

一、基本诊断

诊断主要依靠血常规中红细胞、血红蛋白、HCT、MCV、MCH、MCHC 以及网织红细胞。

二、临床类型/临床分期

不同原因所致的贫血：

1．缺铁性贫血

2．巨幼细胞性贫血

3．再生障碍性贫血

4．自身免疫性贫血

5．阵发性睡眠性血红蛋白尿症

三、病因分析

1．红细胞生成减少性贫血

（1）造血干/祖细胞异常所致的贫血：

再生障碍性贫血

纯红细胞再生障碍性贫血

先天性红细胞生成异常性贫血

造血系统恶性克隆性疾病

（2）造血微环境异常所致的贫血

（3）造血原料不足或利用障碍所致的贫血：

　　缺铁性贫血

　　巨幼细胞性贫血

2. 溶血性贫血

3. 失血性贫血

治疗计划

一、治疗原则

1. 对因治疗

2. 对症治疗

二、治疗方法

1. 病因治疗　消除贫血的病因是首要原则。

2. 药物治疗　在明确病因的基础上使用相应的药物，如缺铁性贫血补充铁剂；维生素 B_{12} 和叶酸对巨幼细胞贫血有效；糖皮质激素对自身免疫性溶血性贫血有较好的疗效，也可应用于再生障碍性贫血；雄激素常应用于再生障碍性贫血。

3. 输血　对症治疗的主要措施，但会增加肝炎、人免疫缺陷病毒（human immunodeficiency virus，HIV）感染的机会。长期多次输血可出现铁负荷过多，因此必须严格掌握指征。

病程观察

一、病情观察

（一）症状和体征的改变

主要观察皮肤、黏膜的色泽变化。

（二）辅助检查结果的变化

1. 血常规　红细胞、血红蛋白、HCT

2. 网织红细胞数量、比例

二、疗效分析及处理

1. 病情好转

2. 病情无变化

3. 病情反复

4. 病情恶化

住院小结

一、确定诊断

二、预后评估

三、出院医嘱

第二节　缺铁性贫血的诊断及鉴别诊断

概述

缺铁性贫血（iron deficient anemia，IDA）是指缺铁引起的小细胞低色素性贫血及相关的缺铁异常，是血红蛋白合成异常性贫血中的一种。IDA 是最常见的贫血。其发病率在经济不发达地区的婴幼儿、育龄妇女明显增高。上海地区人群调查显示：铁缺乏的年发病率在 6 个月～2 岁婴幼儿为 75.0%～82.5%、妊娠 3 个月以上妇女为 66.7%、育龄妇女为 43.3%、10～17 岁青少年为 13.2%；以上人群 IDA 患病率分别为 33.8%～45.7%、19.3%、11.4%、9.8%。

入院评估

一、病史询问要点

1. 注意贫血发生时间、速度、程度。

2. 注意组织缺铁表现　精神异常，如烦躁、易怒、注意力不集中、异食癖；体力、耐力下降；易感染；儿童生长发育迟缓、智力低下；口腔炎、舌炎、舌乳头萎缩、口角炎、缺铁性吞咽困难；毛发干枯、脱落；皮肤干燥、皱缩；指（趾）甲缺乏光泽、脆薄易裂。

3. 详细询问现病史、营养史、月经史，寻找 IDA 的原发病线索。

二、体格检查要点

1. 发热，心率，呼吸频率

2. 有无营养不良

3. 皮肤、黏膜有无苍白；有无毛发干燥、舌乳头萎缩、匙状甲；下肢有无凹陷性水肿等

4. 有无心界扩大、杂音等

三、门诊资料分析

1. 血常规　红细胞、血红蛋白、HCT、MCV、MCH、MCHC均降低，小细胞低色素贫血

2. 外周血涂片　红细胞体积小，中央淡染区扩大

四、继续检查项目

1. 血清铁、总铁结合力、铁蛋白，叶酸、维生素 B_{12}

2. 骨髓细胞学、骨髓铁染色

3. 红细胞内游离原卟啉（FEP）、FEP/Hb

五、门诊医嘱

1. 口服　速力菲 0.1g，tid 或硫酸亚铁 0.3g，tid

2. 肌注　右旋糖酐铁 1ml，qd

3. 维生素 C 0.1g，tid

病情分析

一、基本诊断

诊断主要依靠血常规中红细胞、血红蛋白、HCT、MCV、MCH、MCHC 以及网织红细胞。

二、临床类型/临床分期

1. 体内贮铁耗尽（iron depletion，ID）

2. 缺铁性红细胞生成（iron deficient erythropoiesis，IDE）

3. 缺铁性贫血

三、鉴别诊断

1. 铁粒幼细胞性贫血血清铁、铁蛋白、转铁蛋白饱和度均增高，总铁结合力降低；骨髓铁染色示细胞内外铁均增多；可见一定数量特征性的环状铁粒幼细胞。

2. 地中海贫血有家族史，自幼发病，骨髓铁染色示细胞内外铁均增高，血清铁、铁蛋白均增高，有靶形红细胞，Hb_{A2} 增高，Hb 电泳见异常区带。

3. 慢性病性贫血慢性感染或恶性肿瘤引起的铁失利用性贫血，骨髓外铁及铁蛋白增高，血清铁、骨髓内铁、总铁结合力减少。

四、病因分析

1. 摄入不足　婴幼儿需铁量较大；青少年偏食容易缺铁；女性月经过多、妊娠或哺乳需铁量增大

2. 吸收障碍　胃大部切除术；多种原因造成的胃肠道功能紊乱，如长期不明原因腹泻、慢性肠炎、Crohn病；转运障碍

3. 丢失过多　各种失血，如慢性胃肠道失血、胃十二指肠溃疡、消化道息肉、肿瘤；咯血和肺泡出血，如肺结核、肺癌；月经过多，如宫内放置节育环、子宫肌瘤及月经失调；血红蛋白尿

治疗计划

一、治疗原则

1. 对因治疗

2. 对症治疗

二、治疗方法

1. 去除病因治疗

2. 补铁治疗

（1）口服：硫酸亚铁 0.3～0.6g，每日 3 次；多糖铁复合物（力蜚能）150mg，每日 2 次；琥珀酸亚铁（速力菲）0.1～0.2g，每日 3 次。

（2）注射：肌注右旋糖酐铁 1ml（含铁 50mg），每日 1 次。使用指征：口服铁剂有严重消化道症状。有消化道疾病会影响铁吸收。口服吸收不佳。不良反应：恶心、呕吐、发热、皮疹、头痛、关节痛、心悸、气促、注射局部疼痛。

（3）促进铁吸收药物：维生素 C 0.1～0.2g，每日 3 次。

（4）输红细胞悬液：血红蛋白 50～60g/L 以下，有明显临床症状或急需手术治疗时。

病程观察

一、病情观察

（一）症状和体征的改变

主要观察皮肤、黏膜的色泽变化。

（二）辅助检查结果的变化

1. 血常规　红细胞、血红蛋白、HCT、MCV、MCH、MCHC、网织红细胞

2. 铁蛋白、血清铁

二、疗效分析及处理

1. 病情好转

2. 病情无变化

3. 病情反复

4. 病情恶化

住院小结

一、确定诊断

病因诊断

缺铁性贫血

二、出院医嘱

1. 加强预防缺铁措施，如婴幼儿合理喂养，妊娠期或哺乳期妇女预防性铁剂补充。

2. 合理饮食，增加动物性食品摄入。

病例教学

病历摘要

患者，女，30 岁，农民。1 年前患者开始每于劳动或登楼时感头晕、乏力、心慌、气急，且有加重趋势，同时家人发现其面色苍白。到当地卫生院就诊，医生给予叶酸、维生素 B_{12} 及补血药治疗，治疗 1 个月症状无好转，自行停药。发病后食欲缺乏，平时无挑食习惯。既往体健，近 3～4 年来常感上腹部隐痛不适。婚后一子，产后置宫内节育环，月经尚规则，月经量较前有增多。查体：中度贫血貌，皮肤干燥，头发枯黄，易折断。轻度口角炎，心率 110 次/分，律齐，心尖部收缩期杂音 2 级。实验室检查及辅助检查：RBC $2.5×10^{12}$/L，Hb 60g/L，WBC $5.2×10^9$/L，PLT $126×10^9$/L，Ret 0.03，MCV 70fl，MCH 25pg，MCHC 290g/L。

问题

1. 哪些临床表现符合缺铁性贫血的特征？

2. 还需要进行哪些实验室检查？

3. 引起缺铁性贫血的原因是什么？

4. 如何治疗，监测疗效的实验室指标有哪些，停药指征？

答案

1. **学习目的：明确缺铁性贫血的临床特征。**

患者活动时感头晕、乏力、心慌、气急，查体面色苍白、心率增快，以上是贫血引起的临床表现。皮肤干燥，头发枯黄、易折断，轻度口角炎，是缺铁性贫血引起的外胚叶组织异常的临床特征。其他组织缺铁临床表现还包括精神行为异常，如烦躁、易怒、注意力不集中、异食癖；易感染；指（趾）甲缺乏光泽、脆薄易裂，重者指（趾）甲变平，甚至变凹呈勺状（匙状甲）。

2. **学习目的：缺铁性贫血的实验室检查特点。**

血常规为小细胞低色素性贫血：男性 Hb＜120g/L，女性 Hb＜110g/L，孕妇 Hb＜100g/L；MCV＜80fl，MCH＜27pg，MCHC＜32％。该患者检查血常规符合上述特征，需要继续接受如下检查：①贮存铁耗尽：血清铁蛋白＜12μg/L，骨髓铁染色显示骨髓小粒可染铁消失，铁幼粒细胞＜15％；②缺铁性红细胞生成：血清铁＜8.95μmol/L，总铁结合力＞64.44μmol/L，转铁蛋白饱和度＜15％。

3. **学习目的：引起缺铁性贫血的常见原因。**

缺铁性贫血的常见原因：①摄入不足：婴幼儿需铁量较大；青少年偏食容易缺铁；女性月经过多、妊娠或哺乳，需铁量增大。②吸收障碍：胃大部切除术；多种原因造成的胃肠道功能紊乱，如长期不明原因腹泻、慢性肠炎、Crohn 病；转运障碍。③丢失过多：各种失血，如慢性胃肠道失血、胃十二指肠溃疡、消化道息肉、肿瘤；咯血和肺泡出血如肺结核、肺癌；月经过多，如宫内放置节育环、子宫肌瘤及月经失调；血红蛋白尿。该患者为已婚妇女，由于置宫内节育环后月经过多是引起缺铁性贫血主要原因。

4. **学习目的：补铁的治疗原则。**

①病因治疗：本例患者与月经过多有关，而月经过多又源于置宫内节育环后，因此在贫血纠正后建议取出宫内节育环，改用其他避孕措施。②补铁治疗：琥珀酸亚铁（速力菲）0.1g/片，每次1～2片，每日3次；或硫酸亚铁控释片（福乃得），每日1

次，每次 1 片。③服用铁剂后先是外周血网织红细胞增多，高峰在开始服药后 5～10 天，2 周后血红蛋白浓度上升，一般 2 个月左右恢复正常。铁剂治疗在血红蛋白恢复正常后至少持续 4～6个月，待铁蛋白正常后停药。

第三节　巨幼细胞贫血的诊断及鉴别诊断

概述

巨幼细胞贫血（megaloblastic anemia，MA）是指叶酸、维生素 B_{12} 缺乏或某些药物影响核苷酸代谢导致细胞核脱氧核糖核酸（DNA）合成障碍所致的贫血。在我国，叶酸缺乏者多见于陕西、山西、河南等地进食新鲜蔬菜、肉类较少的人群。而在欧美，维生素 B_{12} 缺乏或有内因子抗体者多见。

入院评估

一、病史询问要点

1. 注意贫血发生时间、速度、程度

2. 注意消化系统表现　口腔黏膜、舌乳头萎缩，舌面呈"牛肉样舌"，可伴舌痛；食欲缺乏、恶心、腹胀、腹泻或便秘

3. 注意神经系统表现和精神症状　对称性远端肢体麻木，深感觉障碍，如振动感和运动感消失；共济失调或步态不稳；锥体束征阳性、肌张力增加、腱反射亢进；味觉、嗅觉降低、视力下降、黑蒙征；重者可有大、小便失禁。叶酸缺乏者有易怒、妄想等精神症状。维生素 B_{12} 缺乏者有抑郁、失眠、记忆力下降、谵妄、幻觉、妄想甚至精神错乱、人格变态等。

4. 详细询问现病史、营养史，寻找 MA 的原发病线索。

二、体格检查要点

1. 发热，心率，呼吸频率

2. 有无营养不良

3. 皮肤、黏膜有无苍白；有无口腔黏膜、舌乳头萎缩，"牛肉样舌"；有无对称性远端肢体麻木，深感觉障碍，如振动感和运动感消失；有无共济失调或步态不稳；有无锥体束征阳性、肌张力

增加、腱反射亢进；有无味觉、嗅觉降低，视力下降，黑蒙征

三、门诊资料分析

1. 血常规　红细胞、血红蛋白、HCT、MCV、MCH 升高，MCHC 正常，大细胞性贫血

2. 外周血涂片　红细胞体积大

四、继续检查项目

1. 叶酸、维生素 B_{12}

2. 骨髓细胞学

3. 胃酸水平、内因子抗体、Schilling 试验、间接胆红素水平

五、门诊医嘱

1. 叶酸 10mg，po，tid

2. 维生素 B_{12} 0.1mg，im

病情分析

一、基本诊断

诊断主要依靠血常规中红细胞、血红蛋白、HCT、MCV、MCH、MCHC 以及网织红细胞。

二、临床类型/临床分期

1. 叶酸缺乏的巨幼细胞贫血

2. 维生素 B_{12} 缺乏的巨幼细胞贫血

三、鉴别诊断

1. 造血系统肿瘤性疾病，如急性髓系白血病 M6 型、红血病、骨髓增生异常综合征

2. 有红细胞自身抗体的疾病，如温抗体型自身免疫性溶血性贫血、Evans 综合征

3. 合并高黏滞血症的贫血，如多发性骨髓瘤

四、病因分析

1. 叶酸缺乏

①摄入减少：食物加工不当，偏食

②需要量增加：婴幼儿、青少年、妊娠和哺乳妇女需要量增加未及时补充；甲状腺功能亢进、慢性感染、肿瘤等消耗性疾病。

③吸收障碍：腹泻、小肠炎症、肿瘤、手术及某些药物、乙

醇影响叶酸的吸收。

④利用障碍：抗核苷酸合成药物（如甲氨蝶呤）干扰叶酸的利用；一些先天性酶缺陷影响叶酸的利用。

⑤叶酸排出增加：血液透析、酗酒可增加叶酸排出。

2. 维生素 B_{12} 缺乏

①摄入减少：素食

②吸收障碍：内因子缺乏，胃酸、胃蛋白酶缺乏，胰蛋白酶缺乏，肠道疾病，先天性内因子缺乏或维生素 B_{12} 吸收障碍，药物（如对氨基水杨酸）影响，肠道寄生虫或细菌大量繁殖。

③利用障碍：先天性转钴胺素Ⅱ（TCⅡ）缺乏，麻醉药氧化亚氮

治疗计划

一、治疗原则

1. 对因治疗

2. 对症治疗

二、治疗方法

1. 去除病因治疗　有原发病（如胃肠道、自身免疫病等）的 MA，积极治疗原发病。

2. 补充缺乏的营养物质

（1）叶酸缺乏：口服叶酸 5～10mg，每日 3 次，直至贫血表现完全消失。若无原发病，不需维持治疗；如有维生素 B_{12} 缺乏，同时注射维生素 B_{12}。

（2）维生素 B_{12} 缺乏：维生素 B_{12} 500μg，肌注，每周 2 次或维生素 B_{12} 500μg，口服，每日 1 次。若有神经系统表现，维持治疗半年到 1 年。恶性贫血患者的治疗维持终生。

病程观察

一、病情观察

（一）症状和体征的改变

主要观察皮肤、黏膜的色泽变化。

（二）辅助检查结果的变化

1. 血常规　红细胞、血红蛋白、HCT、MCV、MCH、MCHC、

网织红细胞

　　2. 叶酸、维生素 B_{12}

　　二、疗效分析及处理

　　1. 病情好转

　　2. 病情无变化

　　3. 病情反复

　　4. 病情恶化

住院小结

　　一、确定诊断

　　病因诊断

　　巨幼细胞性贫血

　　二、出院医嘱。

　　1. 加强卫生保健意识。

　　2. 预防巨幼细胞性贫血，尤其对于高危人群如婴幼儿和孕妇应合理饮食。妊娠期和哺乳期妇女应预防性补充叶酸。

病例教学

病历摘要

　　患者，女，64 岁，农民。近 3 个月疲倦，连续家务劳动后常感头昏、心悸、气短，近 2 周感手足麻木，食欲缺乏、恶心、腹胀 3 周余，呕吐伴不规则腹泻 10 多天，家人发现其巩膜发黄，遂去当地卫生院诊治。检查肝功能 ALT 75IU/L，T－BIL 48.5μmol/L，D－BIL 6.9μmol/L。长期以素食为主，肉、鱼、禽类进食甚少，15 年前因胃出血行胃大部切除术，术后健康状况良好。体格检查：轻度贫血貌，巩膜及皮肤轻度黄染，舌苔光剥，舌质绛红色，心率 96 次/分，律齐，两肺（－），腹软，肝、脾肋下未及，四肢末端痛觉、触觉略减退，行走时步态欠稳，闭目难立征（±）。实验室检查：血常规 RBC 2.01×10^{12}/L，Hb 86g/L，WBC 3.1×10^9/L，PLT 58×10^9/L，Ret 5.2%，MCV 140fl，MCH 40pg，MCHC 340g/L。肝功能示 ALT 78IU/L，AST 65IU/L，T－BIL 50.08μmol/L，D－BIL 7.3μmol/L，A/G＝32/28，血脂 3.5μmol/L，TG 0.9μmol/L。骨髓细胞学提示有核细胞明显增生，粒红比例为

1.5：1，幼红细胞占 23%，呈巨幼样变，大红细胞易见，红系分裂象及双核巨幼红细胞易见，可见 Howell‐Jolly 小体及点彩红细胞；粒系可见巨晚幼粒细胞及巨杆状核粒细胞，中性分叶核粒细胞有核分叶过多现象，巨核细胞全片为 243 个，其中产板巨细胞为130 个，部分有分叶过多现象。骨髓小粒铁染色细胞外铁（＋＋＋），89%幼细胞内有，环状铁粒幼细胞偶见。Coombs 直接与间接试验均阴性。

问题

    1. 巨幼细胞性贫血的实验室检查特点是什么？

    2. 引起巨幼细胞性贫血的原因是什么？

    3. 需要与那些疾病进行鉴别？

    4. 如何治疗和预防巨幼细胞性贫血？

答案

    1. **学习目的：明确巨幼细胞性贫血的实验室检查特点。**

    血常规为大细胞性贫血：男性 Hb＜120g/L，女性 Hb＜110g/L，孕妇 Hb＜100g/L；MCV＞100fl，MCH＞32pg，MCHC32%～36%。该患者检查血常规符合上述特征，需要继续做如下检查：①血清维生素 B_{12}＜（7.36～10.3）pmol/L（＜100～140ng/L）或血清叶酸＜6.18nmol/L。②外周血分片红细胞大，呈椭圆形。外周血可见有核红细胞，中性粒细胞分叶过多，见巨核杆状核及晚幼粒细胞、巨晚幼红细胞。③血清胆红素升高，以间接胆红素升高为主。④骨髓象增生活跃，红细胞系明显增生，粒红比例倒置，红系巨幼样变，巨核细胞分核过多。治疗后以上现象迅速消失，故骨髓检查需在治疗前进行。

    2. **学习目的：引起巨幼细胞性贫血的常见原因。**

    巨幼细胞性贫血的常见原因：①缺乏内因子：恶性贫血，胃次全切除或全胃切除手术后；②缺乏叶酸或维生素 B_{12}（主要是叶酸），常发生于妇女妊娠者。

    3. **学习目的：巨幼细胞性贫血的鉴别诊断。**

    需与以下病变进行鉴别：①再生障碍性贫血；②自身免疫性溶血性贫血（AIHA）；③骨髓增生异常综合征（MDS）；④急性白血病。

4. 学习目的：巨幼细胞性贫血的治疗和预防。

（1）治疗

原发病的治疗：有原发病（如胃肠道疾病、自身免疫病等）的巨幼细胞性贫血应积极治疗原发病；对于用药后继发的巨幼细胞性贫血，应酌情停药。

补充缺乏的营养物质：叶酸及维生素 B_{12}。

（2）预防

纠正偏食及不良烹调习惯。对高危人群可给予适当干预措施，如婴幼儿及时添加辅食，青少年和妊娠妇女多补充新鲜蔬菜。亦可口服小剂量叶酸或维生素 B_{12} 预防。应用干扰核苷酸合成药物治疗的患者，应同时补充叶酸和维生素 B_{12}。

第四节　溶血性贫血的诊断及鉴别诊断

概述

溶血（hemolysis）是红细胞遭到破坏，寿命缩短的过程。当溶血超过骨髓的代偿能力，引起的贫血即为溶血性贫血（hemolytic anemia，HA）。骨髓具有正常造血 $6 \sim 8$ 倍的代偿能力，溶血发生而骨髓能够代偿时，可无贫血，称为溶血性疾病。

入院评估

一、病史询问要点

1. 注意贫血发生时间、速度、程度。

2. 注意 HA 的类别和临床表现　急性 HA 短期内在血管内大量溶血。起病急骤，临床表现为严重的腰背及四肢酸痛，伴头痛、呕吐、寒战，随后高热、面色苍白和有血红蛋白尿、黄疸。严重者出现循环衰竭和急性肾衰竭。慢性 HA 临床表现有贫血、黄疸、脾大。长期高胆红素血症可并发胆石症和肝功能损害。

3. 详细询问现病史、家族史、药物食物史，寻找 HA 的原发病线索。

二、体格检查要点

1. 发热，心率，呼吸频率

2. 皮肤、巩膜有无黄染，有无肝、脾大

3. 有无心界扩大、杂音等

三、门诊资料分析

1. 血常规　红细胞、血红蛋白降低，网织红细胞升高。

2. 胆红素　总胆红素升高，间接胆红素升高为主。

四、继续检查项目

1. 红细胞破坏增加

（1）粪胆原及尿胆原增加。

（2）大量急性血管内溶血可产生血红蛋白尿（尿隐血试验阳性）。

（3）慢性血管内溶血可引起含铁血黄素尿（尿 Rous 试验阳性）。

（4）红细胞脆性试验：脆性增加，见于遗传性球形红细胞溶血性贫血、自身免疫性溶血性贫血、口形红细胞溶血性贫血；脆性减低，见于珠蛋白生成障碍性贫血和血红蛋白病；脆性正常，见于非球形红细胞溶血性贫血。

2. 红细胞代偿增生表现

（1）外周血中出现幼红细胞，红细胞大小不一，并有嗜碱性点彩红细胞。

（2）骨髓红系增生，粒红比例倒置。幼红细胞大量增生，其中以中幼红细胞和晚幼红细胞居多。

（3）细胞外铁增多，有时因伴有铁利用不良而出现含铁颗粒的幼红细胞增多。

3. 红细胞形态　球形红细胞，靶形红细胞；椭圆形红细胞、口形红细胞、棘形红细胞等

病情分析

一、基本诊断

诊断主要依靠血常规中红细胞、血红蛋白、网织红细胞、胆红素改变。

二、临床类型/临床分期

1. 血管内溶血

2. 血管外溶血

三、病因分析

1. 先天性溶血性贫血

(1) 红细胞膜异常：遗传性球形红细胞增多症、遗传性椭圆形红细胞增多症、遗传性口形细胞增多症和遗传性棘形细胞增多症。

(2) 红细胞酶缺陷：无氧糖酵解途径中的酶（如丙酮酸激酶、磷酸果糖激酶）缺陷等；戊糖磷酸旁路及谷胱甘肽代谢中的酶（如葡萄糖-6-磷酸脱氢酶）缺陷；核苷酸代谢的酶（如嘧啶-5'-核苷酸酶、腺苷三磷酸酶及腺苷酸激酶）缺乏等。

(3) 血红蛋白合成与结构异常：地中海贫血，血红蛋白病。

2. 获得性溶血性贫血

(1) 自身免疫性溶血性贫血

(2) 生物、化学、物理因素所致溶血性贫血：如感染、蛇毒咬伤、大面积烧伤、心脏瓣膜置换手术后及各种病因引起的微血管病性溶血。

3. 阵发性睡眠性血红蛋白尿（PNH）为获得性造血干细胞克隆性缺陷，红细胞膜对补体异常敏感而破坏。

治疗计划

溶血性贫血是一组异质性疾病，其治疗应因病而异。正确的诊断是有效治疗的前提。

治疗原则：

1. 去除病因　药物诱发性溶血性贫血停用药物；感染所致溶血性贫血控制感染。

2. 成分输血　从严掌握输血指征。输血应视为支持或挽救生命的措施。采用去白细胞成分输血，必要时采用洗涤红细胞。

3. 糖皮质激素和其他免疫抑制剂　主要用于免疫介导的溶血性贫血。糖皮质激素主要针对温抗体型自身免疫性贫血。环孢素和环磷酰胺用于对某些糖皮质激素治疗无效的温抗体型自身免疫性溶血性贫血或冷抗体型自身免疫性溶血性贫血。

4. 脾切除术　适用于血管外溶血性贫血，如遗传性球形红细胞增多症、对糖皮质激素反应不良的自身免疫性溶血性贫血、某些血红蛋白病以及脾功能亢进。

5. 其他治疗 严重的急性血管内溶血可造成急性肾衰竭、休克及电解质紊乱等致命并发症，应积极处理；某些慢性溶血性贫血叶酸消耗增加，适当补充叶酸；慢性血管内溶血增加铁丢失，补充铁剂；慢性长期溶血输血依赖者须注意铁负荷超载，应在发生血色病造成器官损害前进行预防性去铁治疗。

病程观察

一、病情观察

（一）症状和体征的改变

主要观察皮肤、黏膜的色泽变化。

（二）辅助检查结果的变化

1. 血常规 红细胞、血红蛋白、网织红细胞

2. 胆红素代谢方面、乳酸脱氢酶（LDH）

二、疗效分析及处理

1. 病情好转

2. 病情无变化

3. 病情反复

4. 病情恶化

住院小结

一、确定诊断

溶血性贫血

二、出院医嘱

1. 注意休息，避免劳累、感染；慎用引起溶血药物。

2. 定期复查血常规，胆红素。

3. 若发生溶血性贫血，及时住院治疗。

病例教学

病历摘要

患者，女性，20 岁，不规则低热 1 年余，伴膝、踝关节肿痛，曾到某医院就诊。体检：T37.5℃，心肺（-），腹软，肝、脾肋下未及，膝踝关节对称性肿胀，轻度压痛。化验检查：红细胞沉降率 40mm/h，抗链球菌溶血素 O 500U/ml，外周血 WBC 4.2×10^9/L，Hb 100g/L，PLT 110×10^9/L。尿常规（-）。拟诊

风湿性关节炎，给予阿司匹林治疗，1周后症状好转，停药后又复发。近1个月发热，常超过38.5℃，关节痛加剧，并感头晕、乏力，活动后心慌、气急，1周后家人发现其"眼白发黄"，来院就诊。门诊化验肝功能：T-BIL 82μmol/L，D-BIL 27μmol/L，ALT 210U/L，AST 120U/L，HbsAg（＋），收入院。入院体检T 39.5℃，巩膜轻度黄染，中度贫血征，口腔黏膜可见0.5cm×0.4cm大小溃疡，心率128次/分，律齐，心尖部可闻及收缩期杂音2级，心音低，两肺（-），腹软，肝肋下1cm，脾肋下2cm，双膝关节肿胀。实验室检查：外周血WBC $3.8×10^9$/L，Hb 70g/L，PLT $102×10^9$/L，网织红细胞0.086；尿检查蛋白（＋＋＋），尿胆红素（-），尿胆原1：160（＋），1：320（-），BUN 6.0mmol/L，Cr 120μmol/L，ANA 1：80（＋），抗ds-DNA抗体（＋），RF（＋），抗Sm抗体（-），抗RNP抗体（-），IgG 15g/L，IgA 4g/L，IgM 5g/L。超声心动图检查示心包少量积液，B超检查示胆囊内有多个实质性光团伴声影，肝肋下1.5cm，脾肋下2cm，门脉直径12mm。Coombs试验IgG（＋），补体C3（＋），Ham试验（-），Rous试验（-），游离血红蛋白50mg/L。骨髓检查有核细胞增生明显活跃，红系占60％，粒系增生欠活跃，粒、红两系形态无特殊，巨核细胞40个/全片，血小板成簇可见。

问题

    1. 哪些临床表现符合溶血性贫血的特征？

    2. 引起溶血性贫血的原因？

    3. 鉴别诊断有哪些？

    4. 如何治疗及注意事项？

答案

    1. 学习目的：明确溶血性贫血的临床特征。

    年轻女性，由不规则低热到高热，伴有关节痛，入院前1个月自觉头昏、乏力、心慌、气急，伴巩膜黄染。体检：口腔黏膜有溃疡，心率快，心音低，脾大，双膝关节肿胀。实验室检查：白细胞和血红蛋白均低，网织红细胞升高，尿蛋白（＋＋＋），肝功能损害，血清总胆红素升高，以间接胆红素升高为主，尿胆红素（-），尿胆原（＋），ANA（＋），抗ds-DNA抗体（＋），

RF（＋）。Coombs 试验（＋），辅助检查提示心包积液，胆石症，骨髓涂片红系细胞＞50％。

2. 学习目的：溶血性贫血的原因。

（1）先天性溶血性贫血：①红细胞膜异常：遗传性球形红细胞增多症、遗传性椭圆形红细胞增多症、遗传性口形细胞增多症和遗传性棘形细胞增多症。②红细胞酶缺陷：无氧糖酵解途径中的酶（如丙酮酸激酶、磷酸果糖激酶）缺陷等；戊糖磷酸旁路及谷胱甘肽代谢中的酶（如葡萄糖-6-磷酸脱氢酶）缺陷；核苷酸代谢的酶（如嘧啶-5'-核苷酸酶、腺苷三磷酸酶及腺苷酸激酶）缺乏等。③血红蛋白合成与结构异常：地中海贫血，血红蛋白病。

（2）获得性溶血性贫血：①自身免疫性溶血性贫血；②生物、化学、物理因素所致溶血性贫血；如感染、蛇毒咬伤、大面积烧伤、心脏瓣膜置换手术后及各种病因引起的微血管病性溶血。

（3）阵发性睡眠性血红蛋白尿：为获得性造血干细胞克隆性缺陷，红细胞膜对补体异常敏感而破坏。

该患者引起溶血性贫血的病因是系统性红斑狼疮引起自身免疫性溶血性贫血。

3. 学习目的：鉴别诊断。

（1）乙型病毒性肝炎

（2）慢性肾小球肾炎

（3）药物性狼疮及药物性溶血性贫血

（4）肝炎后再生障碍性贫血

4. 学习目的：自身免疫性溶血性贫血的治疗。

①肾上腺皮质激素：泼尼松 20mg，每日 3 次，至红细胞恢复正常后维持治疗 1 个月开始减量，每周减 10～15mg，至每日 30mg 时，每 2 周减 5mg，至每日 15mg 时，每 2 周减 2.5mg，至每日 5～10mg 维持用药 3～6 个月。

②免疫抑制剂：激素禁忌或激素无效或无法减量时用环磷酰胺。

注意事项

①输血应慎重，输洗涤红细胞。

②补充叶酸和维生素 B₁₂；对血管内溶血因长期血红蛋白尿伴发缺铁时，应补充铁剂，但对阵发性睡眠性血红蛋白尿患者补铁需谨慎。

③少数患者在病程中可能会出现再障危象，表现为网织红细胞减少，贫血加重，白细胞和血小板轻度减少，此时为促进造血功能恢复可使用雄激素和细胞因子。

④原发性 AIHA 脾切除有效率 60％～65％，完全缓解率为50％。继发性自身免疫性溶血性贫血脾切除疗效不如原发性，有效率为 30％左右。本例患者当用皮质激素和免疫抑制剂不能控制病情时，在充分做好手术前准备的情况下可谨慎行脾切除治疗。

第五节　再生障碍性贫血

概述

一、定义

再生障碍性贫血简称再障，是由多种原因致造血干细胞的数量减少或功能异常，从而引起全血细胞减少的一个综合病征。临床表现为贫血、感染和出血。

1. 发病率　在国内发病率约 0.74/10 万，国外报道约 0.6/10 万。

2. 年龄与性别　在国内青壮年多见，男：女＝1.18：1；在国外主要见于老年患者，无明显性别差异。

二、病因

约半数以上的患者找不到明确的原因。其发病机制与化学因素、物理因素、生物因素、其他因素有关。

1. 化学因素　①高危险性的药物：如氯霉素、抗肿瘤药、磺胺类、保泰松、苯巴比妥等。尤其氯霉素危险性很高。经氯霉素治疗患者再障发生率比对照组高 6～20 倍。②高危险性的化学物质：苯。苯是一种有机溶剂，广泛用于制药、染料、炸药、制革工业和制鞋业。苯作业工人患有再障的机会是一般人群的 6 倍。某些化学因素对骨髓抑制与剂量有关，剂量达到一定程度对任何人都会造成损害，如苯和各种抗肿瘤药，主要损害细胞蛋白的合成。

某些化学因素剂量与骨髓损害关系不大，而与个体敏感性有关，如氯霉素、磺胺类及杀虫剂等，主要损害细胞 DNA 的合成。

2. 物理因素　主要指电离辐射，过量接触后可影响 DNA 的复制，从而使细胞增殖与分化障碍。

3. 生物因素　病毒性肝炎患者再障发生率显著高于一般人群，大多见于非甲非乙型肝炎。早期研究认为主要见于丙型、乙型肝炎，目前认为与庚型肝炎病毒（HGV）有关。其他病毒如EB病毒、巨细胞病毒、微小病毒B19、HIV、风疹病毒及流感病毒等均有引起再障的报道。

4. 其他因素　系统性红斑狼疮、类风湿性关节炎、妊娠、嗜酸细胞筋膜炎等。

入院评估

一、病史询问要点

1. 起病因素　寻找病因，仔细询问是否有感染及特殊用药病史。急性型再障起病急，进展迅速，常以出血和感染发热为首发及主要表现。病初贫血常不明显，但随着病程发展，呈进行性进展。几乎均有出血倾向，60％以上有内脏出血，主要表现为消化道出血、血尿、眼底出血（常伴有视力障碍）和颅内出血。慢性再障多以贫血为首发和主要表现，一般常用的抗贫血药治疗无效。

2. 主要症状　出血、贫血、感染

二、体格检查要点

1. 贫血表现　皮肤、黏膜的颜色改变

2. 出血倾向　皮肤瘀点、瘀斑

3. 感染症状　由于再障患者血细胞减少常常炎症不能局限，常缺乏局部炎症表现，应仔细查体，包括口腔、肛周等部位。

三、门诊资料分析

血常规多数表现为三系细胞减少，但在发病初期，以中性粒细胞和血小板下降最明显。血常规中淋巴细胞比例相对增高。

四、继续检查项目

1. 骨髓细胞学检查

2. 骨髓活检

3. 网织红细胞计数、中性粒细胞碱性磷酸酶积分及阳性率

病情分析

一、基本诊断

诊断主要依靠骨髓细胞学和骨髓活检判断骨髓增生情况，由于再障患者骨髓增生低下，对于涂片和活检应尽可能多部位观察和计数。

二、临床类型

急性再障的标准是发病急、贫血、严重感染和内脏出血。血常规化验为血红蛋白下降快，网织细胞<1％，血小板<2万。骨髓象三系造血细胞明显减少，淋巴细胞比例增高。非造血细胞增多（淋巴细胞、浆细胞、网状细胞、肥大细胞）。

慢性再障标准是：全血细胞减少，网织红细胞减少，非造血细胞增多，巨核细胞减少，形成三低一高。骨髓象是三系或二系减少，至少一个部位增生不良，非造血细胞增多，巨核细胞明显减少，晚幼红增多。

三、鉴别诊断

再生障碍性贫血在诊断时需要除外其他引起全血细胞减少的疾病：

1. 阵发性睡眠性血红蛋白尿症（PNH）　与阵发性睡眠性血红蛋白尿症不发作型鉴别较困难。但本病出血、感染均较少、较轻，网织红细胞绝对值大于正常，骨髓多增生活跃，幼红细胞增生较明显，含铁血黄素尿试验（Ruos）可阳性，酸化血清溶血试验（Ham）和蛇毒试验（CoF）多阳性，红细胞微量补体敏感试验（mCLST）、CD55、CD59 等可检出 PNH 红细胞，N-ALP 减少，血浆及红细胞胆碱酯酶明显减少。

2. 骨髓增生异常综合征（MDS）　与 MDS 中的难治性贫血（RA）鉴别较困难。但本病以病态造血为特征，外周血常显示红细胞大小不均，易见巨大红细胞及有核红细胞、单核细胞增多，可见幼稚粒细胞和畸形血小板。骨髓增生多活跃，有二系或三系病态造血，巨幼样及多核红细胞较常见，中幼粒增多，核浆发育不平衡，可见核异常或分叶过多。巨核细胞不少，淋巴样小巨核多见，组化显示有核红细胞糖原（PAS）阳性，环状铁粒幼细胞

增多，小巨核酶标记阳性。进一步可依据骨髓活检、白血病祖细胞培养（CFU-L）、染色体、癌基因等检查加以鉴别。

3. 急性造血功能停滞　常由感染和药物引起，在儿童与营养不良有关，起病多伴高热，贫血重，进展快，多误诊为急性再障。下列特点有助于鉴别：①贫血重，网织红细胞可为0，伴粒细胞减少，但血小板减少多不明显，出血较轻；②骨髓增生多活跃，二系或三系减少，但以红系减少为著，片尾可见巨大原始红细胞；③病情有自限性，不需特殊治疗，2~6周可恢复；④血清铜显著增高，红细胞铜减低。

4. 骨髓纤维化（MF）　慢性病例常有脾大，外周血可见幼稚粒细胞和有核红细胞，骨髓穿刺多次干抽，骨髓活检显示胶原纤维和（或）网状纤维明显增生。

5. 急性白血病（AL）　特别是低增生性AL可呈慢性过程，肝、脾、淋巴结肿大，外周血全血细胞减少，骨髓增生减低，易与再障混淆。应仔细观察血象及多部位骨髓象，可发现原始粒、单、或原始淋巴细胞明显增多。骨髓活检也有助于明确诊断。

6. 恶性组织细胞病（MH）　常伴有非感染性高热，进行性衰竭，肝、脾、淋巴结肿大，黄疸、出血较重，外周血全血细胞明显减少，可见异常组织细胞。多部位骨髓检查可找到异常组织细胞，常有吞噬现象。

7. 纯红细胞再生障碍性贫血　溶血性贫血的再障危象和急性造血停滞，可呈全血细胞减少，起病急，有明确诱因，去除后可自行缓解，后者骨髓象中可出现巨原红细胞。慢性获得性纯红再障如有白细胞和血小板轻度减少，需注意和慢性再障作鉴别。

8. 其他　需除外的疾病有纯红细胞再障、巨幼细胞贫血、骨髓转移癌、肾性贫血、脾功能亢进等。

治疗计划

一、治疗原则

急性再生障碍性贫血属于内科急症，必须立即采取积极的治疗措施。造血干细胞移植和应用免疫抑制剂是治疗重型再障的两种有明确疗效的治疗方法，应尽早采用。

二、治疗方法

1. 支持疗法

去除病因，积极做好个人卫生和护理工作。预防感染，掌握指征。

2. 雄激素

为治疗慢性再障首选药物。对慢性再障有一定的疗效，但用药剂量要大，持续时间要长。丙酸睾酮 50～100mg/d，肌注；司坦唑醇 6～12mg/d，口服；十一酸睾酮 120～160mg/d，口服；巧理宝 250mg，肌注，每周 2 次，疗程至少 6 个月以上。

3. 骨髓移植

是治疗干细胞缺陷引起再障的最佳方法，且能达到根治的目的。一旦确诊严重型或极严重型再障，年龄＜20 岁，有 HLA 配型相符供者，在有条件的医院应首选异基因骨髓移植，移植后长期无病存活率可达 60％～80％。

4. 免疫抑制剂

适用于年龄大于 40 岁或无合适供髓者的严重型再障。最常用的是抗胸腺球蛋白（ATG）和抗淋巴细胞球蛋白（ALG）。剂量因来源不同而异，马 ALG 10～15mg/kg/d，兔 ATG 2.5～4.0mg/kg/d，共 5 天。应注意预防血清病，血清病多在治疗后 7～10 天出现。环孢素 A（CSA）也是治疗严重型再障的常用药物，多数病例需要长期维持治疗，维持量 2～5mg/kg/d。对严重再障有效率也可达50％～60％，出现疗效时间需要 1～2 个月以上。不良反应有肝/肾毒性作用、多毛、牙龈肿胀、肌肉震颤。为了安全用药宜采用血药浓度监测，安全有效血浓度范围为 300～500ng/ml。

三、住院医嘱

（一）急性再生障碍性贫血

1. 长期医嘱

✦ 内科常规护理

✦ 一级护理

✦ 高蛋白半流饮食

✦ 病重或病危

✦ 口腔护理

✦ 无菌隔离室治疗

+ 兔 ATG 100mg
+ 灭菌生理盐水 500mg，4 小时，iv gtt，bid（第 1～5 天）
+ 环孢素 A 100mg，po，q12h
+ G - CSF 300μg，ih，qd
+ Epo 3000 单位，ih，qod

2. 临时医嘱

+ 血常规＋血型
+ 网织红细胞计数
+ 肝、肾功能
+ 肝炎病毒抗原抗体系统检查
+ 血清 B19 - DNA 检测
+ 血清或骨髓 EBV - DNA、CMV - DNA 检测
+ 骨髓穿刺术
+ 骨髓活检
+ 中性粒细胞碱性磷酸酶测定
+ 酸化血清溶血试验
+ 骨髓干细胞培养
+ 染色体核型分析
+ T 细胞亚群
+ 胸部 X 线或 CT
+ 血、痰、尿细菌、真菌培养＋药敏
+ 环孢素 A 血药浓度测定

（二）慢性再生障碍性贫血

1. 长期医嘱

+ 内科常规护理
+ 二级护理
+ 高蛋白饮食
+ 司坦唑醇 2mg，po，tid

2. 临时医嘱

+ 血常规
+ 网织红细胞计数
+ 肝、肾功能

+ 肝炎病毒抗原抗体系统检查
+ 血清 B19 - DNA 检测
+ 血清或骨髓 EBV - DNA、CMV - DNA 检测
+ 骨髓穿刺术
+ 骨髓活检
+ 中性粒细胞碱性磷酸酶测定
+ 酸化血清溶血试验
+ 骨髓干细胞培养
+ 染色体核型分析

病程观察

一、病情观察

1. 症状和体征的改变　观察贫血的症状和出血倾向，感染的控制情况。

2. 辅助检查结果的变化　主要观察血象和网织红细胞的变化。

二、疗效分析

1. 基本治愈　贫血、出血症状消失，血红蛋白达 120g/L（男）或 110g/L（女），白细胞 $4\times10^9/L$，血小板 $80\times10^9/L$ 以上，随访 1 年以上无复发。

2. 缓解　除白细胞、血小板未达到以上标准外，其余同上，随访 3 个月病情稳定。

3. 明显进步　贫血、出血症状明显好转且稳定，不输血红蛋白较治疗前 1 个月内的常见值增长 30g/L 以上，并维持 3 个月不变。

4. 无效　经充分治疗后症状、血象不能达到明显进步标准者。

住院小结

一、确定诊断

再生障碍性贫血

二、预后评估

重型再障的预后恶劣，主要死亡原因是颅内出血和严重感

染。随着有效疗法的出现及临床应用，重型再障的预后已获得明显改善。非重型再障病情进展缓慢，经治疗后 70%～80% 患者病情可获得不同程度改善，预后较好，只有部分患者的血小板难以恢复。

三、出院医嘱

1. 注意休息，避免劳累、感染。

2. 避免到公共场所。

3. 口服免疫抑制期间，监测血常规、肝功能。

病例教学

病历摘要

某患者，男，12 岁，因皮肤瘀斑、瘀点 10 天，伴发热、咽痛 5 天，入院。10 天前无明显诱因出现足背部、手、上肢、躯干、头面部皮肤出血点，当时未注意。5 天前开始出现牙龈出血、肉眼血尿，同时发热，体温最高 39℃，伴有咽痛。血常规：白细胞 $1.0×10^9/L$，血色素 87g/L，网织红细胞 0.001，血小板 $3×10^9/L$，淋巴比例 96%，来我院就诊。查体：体温 39.5℃，脉搏 95 次/分，呼吸 20 次/分，血压 120/80mmHg。急性病面容，贫血貌，全身皮肤瘀点、瘀斑，浅表淋巴结不大，结膜苍白，巩膜无黄染，咽充血，胸骨无压痛，双肺呼吸音清，心界不大，心率 95 次/分，心尖部可闻及 2 级收缩期杂音。腹软，无压痛，肝、脾未触及，双下肢不肿。

问题

1. 本病例诊断思考线路有哪些，还需要完善哪些检查？

2. 全血细胞减少见于那些疾病，主要鉴别的要点有哪些？

3. 本病例的治疗原则是什么？

答案

1. 学习目的：再障的诊断思路。

起病急，进展迅速，常以出血和感染发热为首发及主要表现。病初贫血常不明显，但随着病程发展，呈进行性进展。几乎均有出血倾向，60% 以上有内脏出血，主要表现为消化道出血、血尿、眼底出血（常伴有视力障碍）和颅内出血。皮肤、黏膜出血广泛而严重，且不易控制。病程中几乎都有发热，系感染所致，常在口咽部和肛门周围发生坏死性溃疡，从而导致败血症。肺炎也很常见。当出现血细胞减少、病情进展迅速时，应考虑到急性再生障碍性贫血。尽早进行网织红细胞计数、骨髓细胞学及骨髓活检、NAP 等检查。

2. 学习目的：全血细胞的鉴别诊断。

常见的引起全血细胞减少的疾病有：阵发性睡眠性血红蛋白尿症（PNH）、骨髓增生异常综合征（MDS）、急性造血功能停滞、骨髓纤维化（MF）、急性白血病（AL）、巨幼细胞贫血、骨髓转移癌、肾性贫血脾功能亢进等

3. 学习目的：急性重症再障的治疗。

急性重症再障属于急症，需要及时治疗。支持治疗，给予集落刺激因子、输血支持治疗，预防或控制感染，尽快进行造血干细胞移植和应用免疫抑制剂。

第 2 章

白细胞疾病

第一节　粒细胞缺乏症

概述

外周血白细胞总数持续低于 $4\times10^9/L$，称为白细胞减少症，其中主要是粒细胞减少。当粒细胞绝对值低于 $1.5\times10^9/L$ 时，称粒细胞减少症，低于 $0.5\times10^9/L$ 时，称粒细胞缺乏症。粒细胞缺乏症时，因血中粒细胞极度减低甚至完全缺如，极易合并严重感染，病情危重，死亡率高，需积极抢救。粒细胞缺乏症可继发于药物反应、化学药物中毒、电离辐射、感染或免疫性疾病，亦可原因不明，但最常见的病因是药物反应。发病前多数患者有某种药物接触史。起病急骤，有高热、寒战、头痛、极度衰弱、全身不适。由于粒细胞极度缺乏，机体抵抗力明显下降，感染成为主要并发症。牙龈、口腔黏膜、软腭、咽喉部发生坏死性溃疡，常覆盖灰黄或淡绿色假膜。皮肤、鼻腔、阴道、子宫、直肠、肛门均可出现炎症。局部感染常引起相应部位淋巴结肿大。肺部的严重感染可引起咳嗽、呼吸困难、发绀。发生败血症时可伴肝损害，出现肝大、黄疸。严重者可伴中毒性脑病或中枢神经系统感染，出现头痛、恶心、呕吐、意识障碍，甚至昏迷。药物过敏者可发生剥脱性皮炎。若短期内不恢复，死亡率极高。

入院评估

一、病史询问要点

注意患者曾服何种药物（如氯霉素、硫脲类、氨基比林、保泰松、苯妥英钠等），曾否与 X 线或其他放射性物质接触，有无化学物品过敏情况，或严重的败血症或病毒感染史。

二、体格检查要点

体检时注意口腔、咽喉部、阴道、直肠或肛门等处有无坏死性溃疡及脓肿，有无肝、脾大及淋巴结肿大，尤其颌下和颈淋巴结。

三、门诊资料分析

血常规：白细胞明显减少，常低于 2×10^9/L，中性粒细胞绝对值在 0.5×10^9/L 以下。分类仅占 $1\%\sim2\%$，甚至缺如；余绝大多数为淋巴细胞和单核细胞。红细胞和血小板变化不大。

四、继续检查项目

1. 对黏膜溃疡灶作拭子涂片及细菌培养。渗出物、痰、便及血也可作细菌培养。

2. 血清及尿溶菌酶测定有助于了解周围血中粒细胞的破坏程度。

3. 骨髓穿刺检查

病情分析

一、基本诊断

诊断主要依靠血常规中粒细胞计数：当粒细胞绝对值低于 1.5×10^9/L 时，称粒细胞减少症；减少至低于 0.5×10^9/L 时，称粒细胞缺乏症。

二、临床类型

Ⅰ型：粒细胞的生成减少，骨髓粒细胞系的增生低下或再生障碍。

Ⅱ型：粒细胞的无效生成，骨髓中粒细胞生成后寿命短，在释放前即被破坏。骨髓粒系虽可有代偿性增生，但成熟后细胞仍然减少。

Ⅲ型：外周血中粒细胞的寿命缩短，破坏增加，和（或）体内（组织内）粒细胞的消耗增高。

Ⅳ型：混合型，为Ⅰ～Ⅲ型的各种不同的混合。

Ⅴ型：假性粒细胞减少型，中性粒细胞的分布失衡，外周血循环池的粒细胞大量转移到外周边缘池，聚集于血管壁上，使血中性粒细胞减少。

三、病因分析

粒细胞减少可有遗传性、家族性、获得性等，其中获得性占多数。药物、放射线、感染、毒素等均可使粒细胞减少，药物引起者最常见。可引起白细胞减少的常用药物见下表：

表 1　引起白细胞减少的常用药物

类别	药物
抗癌药	氮芥、白消安、环磷酰胺、6-巯基嘌呤、甲氨蝶呤、阿糖胞苷、氟尿嘧啶、噻替哌、柔红霉素、多柔比星
解热镇痛药	氨基比林、安替比林、保泰松、安乃近、吲哚美辛
抗甲状腺药	硫氧嘧啶类、甲巯咪唑、卡比马唑
抗癫痫药	苯妥英钠、三甲双酮、巴比妥类
磺胺类	磺胺噻唑、磺胺嘧啶、长效磺胺、磺胺异恶唑
抗生素	氯霉素、氨苄西林、链霉素、头孢菌素
抗结核药	异烟肼、异烟腙、对氨基水杨酸、氨硫脲（TBI）、利福平
抗疟药	奎宁、扑疟奎啉、伯氨奎啉
抗组织胺药	苯海拉明、吡立苯沙明（曲吡那敏）
抗糖尿病药	甲苯磺丁脲（D860）、氯磺丙脲
心血管病药	普鲁卡因胺、普萘洛尔、甲基多巴、利舍平、奎尼丁
利尿药	汞利尿剂、依他尼酸、乙酰唑胺、氢氯噻嗪
其他	吩噻嗪、铋、锑、有机砷、山道年、青霉胺

治疗计划

一、治疗原则

一旦确诊，立即积极治疗。

二、治疗方法

1. 按血液系统疾病常规护理，住隔离病房，有条件者住无菌层流室。

2. 立即停用一切可能引起白细胞减少的药物。

3. 抗感染。一旦疑有感染，应及时联合应用足量广谱抗生素。可先用氨苄西林及氨基糖苷类抗生素静脉滴注。如感染症状较重，也可首选头孢三代抗生素，以后根据细菌培养及药敏试验结果调整用药。

4. 促白细胞生长药物及造血细胞生长因子，如鲨肝醇 20mg，口服，每日 3 次；利血生 10～20mg，口服，每日 3 次；GM-CSF 或 G-CSF 150～300μg/d，皮下注射。疗程一般为 7～14d。

三、住院医嘱

（一）长期医嘱

+ 血液内科护理常规

+ 二级护理

+ 健康教育

+ 普通饮食

+ G—CSF 5μg/kg·d

+ 立可君 20mg，po，tid

+ 广谱抗生素（若有感染征象）

（二）临时医嘱

+ 血、尿、便常规

+ 血分片

+ DIC 初筛

+ 肝、肾功能

+ 血电解质

+ ANA、ENA

+ 甲状腺功能等

+ 胸部 X 线片

+ 心电图

+ B 超检查（肝、胆、胰、脾、肾）

+ 骨髓细胞学检查

病程观察

一、病情观察

主要观察粒细胞的计数及感染控制情况。

二、疗效分析及处理

如果临床症状消失、病灶分泌物细菌培养阴性、粒细胞恢复正常，患者可以出院。

出院后每 1～2 周作体格检查及血常规检查，持续 1 个月未发现异常，即为治愈。

住院小结

一、确定诊断

粒细胞缺乏

二、预后评估

随着支持疗法的改善，包括广谱抗生素和造血生长因子的应用，粒细胞缺乏的预后已大为改观，死亡率已降至 25% 以下。经积极治疗 10 天仍无明显好转者预后较差。

三、出院医嘱

1. 注意休息，避免劳累、感染。

2. 避免到公共场所。

3. 避免引起粒细胞缺乏的药物。

4. 定期监测血常规。

病例教学

病历摘要

患者，女，20 岁，农民，未婚。因咽痛、高热 8 天，于 1999 年 3 月 17 日入院。患者 8 天前出现咽痛、发热，体温 39℃，伴有畏寒、寒战。到当地医院就诊，查血常规发现白细胞 $0.58 \times 10^9/L$，收住院。经过"泰能"抗感染治疗，上述症状无好转，并出现咳嗽、咳痰，右上腹疼痛，尿频、尿急转入我院。既往体健，因怕热、多汗、多食、消瘦，1 个多月前在当地医院诊断为"甲亢"，服用甲巯咪唑至今。体格检查：体温 39.6℃，呼吸 30 次/分，脉搏 132 次/分，血压 120/80mmHg，神志清楚，急性重病容，呼吸急促，声音嘶哑，巩膜无黄染，无皮下瘀点、瘀斑。双颌下、耳后可触及多枚花生大小的淋巴结，局部红，触痛明显。咽红肿，软腭充血、水肿，可见黄豆大小溃疡，表面有黄色分泌物覆盖。双扁桃体Ⅱ度肿大。甲状腺Ⅰ度肿大，无结节，无血管杂音。双肺呼吸音粗，可闻及散在湿啰音。心界不大，心率 132 次/分，心律齐，各瓣膜听诊区无病理性杂音。腹部平坦，Murphy 可疑阳性，麦氏点无压痛，肝、脾肋下未及，双下肢不肿。

问题

1. 本病例可作为诊断线索的有哪些？

2. 还需要其他哪些信息？

3. 应该采用哪些恰当的经验治疗？

答案

1. **学习目的：粒细胞缺乏的诊断证据。**

青年女性，8 天前突发高热、咽痛、咳嗽、咳痰、尿频等症状。体检发现体温 39.6℃，呼吸 30 次/分，脉搏 132 次/分，血压 120/80mmHg，神志清楚，急性重病容，呼吸急促，声音嘶哑，巩膜无黄染，无皮下瘀点、瘀斑。双颌下、耳后可触及多枚花生大小的淋巴结，局部红，触痛明显。咽红肿，软腭充血、水肿，可见黄豆大小溃疡，表面有黄色分泌物覆盖。双扁桃体Ⅱ度肿大。双肺呼吸音粗，可闻及散在湿啰音。本病例诊断考虑粒细胞缺乏合并咽峡炎、肺炎、泌尿系统感染。粒细胞缺乏的原因为服用抗甲亢药物。

2. **学习目的：列出粒细胞缺乏合并感染的适当检查。**

检查生命体征、脉搏，血氧测定，血尿便培养＋药敏，胸部 CT（必要时），骨髓细胞血检查。

3. **学习目的：掌握治疗原则。**

该病治疗的关键是控制感染。肺炎和败血症是常见的死亡原因。首先停止接触任何可以引起粒细胞缺乏的药物或化学毒物。当患者出现发热时，必须慎用退热药物。隔离，加强护理。在查明感染的细菌之前，可先应用广谱抗生素。应用升白细胞药物可以缩短粒细胞减少时间。

第二节　急性白血病

概述

急性白血病（acute leukemia）常进展迅速，其特点是由造血干细胞恶变而形成的一个原始细胞克隆取代了正常骨髓。白血病细胞积聚在骨髓内，并取代了正常的造血细胞，并向肝、脾、淋巴结、中枢神经系统、肾和性腺扩散。由于这些细胞是由血液所携带的，因而可浸润任何器官或部位。急性淋巴细胞性白血病常侵犯中枢神经系统；急性单核细胞性白血病常累及齿龈；急性髓细胞性白血病可在任何部位造成局部性损害（粒细胞性类肉瘤或绿色瘤）。白血病浸润表现为未分化的圆形细胞成片状，除中枢神经系统和骨髓外，一般其对器官功能的破坏极小。脑膜的浸润导致颅内压增高；骨髓浸润取代了正常造血则引起贫血、血小板减少和粒细胞减少。

据统计，白血病占恶性肿瘤发病率的第 6 或第 7 位，为 3/10 万～4/10 万人，其中急性多于慢性，急性者占 70% 以上，其中又以急性粒细胞白血病（acute myeloblastic leukemia，AML，简称急粒）占首位，其次为急性淋巴细胞白血病（acute lymphoblastic leukemia，ALL，简称急淋）和急性单核细胞白血病（acute monocytic leukemia，AMOL，简称急单）。白血病的病因尚未完全阐明。较为公认的因素有：①电离辐射：接受 X 线诊断与治疗、^{32}P 治疗、原子弹爆炸的人群白血病发生率高；②化学因素：苯、抗肿瘤药如烷化剂和依托伯苷、乙双吗啉等均可引起白血病，特别是急性非淋巴细胞白血病（acute nonlymphocytic leukemia，ANLL）；③病毒：如一种 C 型反转录病毒——人类 T 淋巴细胞病毒Ⅰ可引起成人 T 细胞白血病；④遗传因素：家族性白血病占白血病的 7‰，同卵双生同患白血病的概率较其他人群高 3 倍，B 细胞慢性淋巴细胞白血病（chronic lymphocytic leukemia，CLL）呈家族性倾向，先天性疾病如 Fanconi 贫血、Downs 综合征、Bloom 综合征等白血病发病率均较高；⑤其他血液病：如慢性髓细胞白血病、骨髓增生异常综合征、骨髓增生性疾病（如原发性血小板增多症、骨髓纤维化和真性红细胞增多症）、阵发性血红蛋白尿、多发性骨髓瘤、淋巴瘤等血液病最终可能发展成急性白血病，特别是急性非淋巴细胞白血病。

入院评估

一、病史询问要点

急性白血病的症状常是非特异性的，例如疲乏、发热、不适、体重减轻。贫血常是白血病的首发症状，主要表现为脸色苍白，自觉虚弱无力、多汗。半数以上的患者以发热为早期表现，多数为反复不规则的发热。发热时往往有鼻塞、流涕、咳嗽、咳痰等呼吸道感染的症状，或尿频、尿急等泌尿道感染症状。

二、体格检查要点

1. 贫血表现　皮肤黏膜苍白

2. 体征　皮肤黏膜瘀点、瘀斑

3. 全身浅表淋巴结情况

4. 胸骨压痛

三、门诊资料分析

1. 血常规　大部分患者有不同程度的贫血，属于正细胞正色素性贫血，网织红细胞常减少。半数以上患者的白细胞升高，约20%患者可出现高白细胞＞100×10^9/L，＜50%的患者白细胞正常或减少。就诊时大多数患者伴有不同程度的血小板减少。

2. 血分片　常出现数量不一的白血病细胞。

四、继续检查项目

1. 常规化验　血、尿、便常规，ABO 血型，肝、肾功能，电解质，感染性疾病筛查，凝血功能

2. 胸片、心电图、腹部 B 超

3. 发热或疑有感染者可选择血、尿、便培养，咽培养，影像学检查

4. 骨髓检查（形态学、必要时活检）、免疫分型、细胞遗传学、白血病基因组合

病情分析

一、基本诊断

根据临床症状、体征、实验室和特殊检查结果，原始细胞占骨髓非红系细胞的 30% 以上，急性白血病诊断一般不难。急性白血病可分为 ALL 及急性非淋巴细胞白血病两型。急性淋巴细胞白血病还可分成 L_1，L_2，L_3 三种亚型；急性非淋巴细胞白血病则分为 M_0，M_1，M_2，M_3，M_4，M_5，M_6，M_7 八种亚型。由于白血病亚型不同，诊断标准也有不同，治疗方案及预后亦不尽相同。因此应根据白血病细胞的形态学，免疫学和细胞遗传学特点进一步作出分型诊断和亚型诊断。

1985 年，法、美、英三国协作组（FAB 协作组）制订了急性白血病 FAB 分型诊断标准。1986 年，我国白血病分类分型讨论会议制订的标准基本上与 FAB 法一致，但我国将 M_2 型又分 M_{2a} 和 M_{2b} 两型。M_{2a} 型即 FAB 分类中的 M_2 型。M_{2b} 系我国提出的一个亚型。其特点为骨髓中原始及早幼粒细胞明显增多，但以异常的中性中幼粒细胞为主，其核常有核仁，有明显的核浆发育不平衡，此类细胞＞30%。FAB 分型诊断标准简便、易于推广，

且各型与疗效、预后间有相关。然而光镜下形态学观察和细胞化学方法对细胞识别力有限，少数病例难以准确分型。随着单克隆抗体应用，可使 90％ 的 ALL 和急性非淋巴细胞性白血病得到正确诊断。此外，应用高分辨分带技术，发现 80％ 的患者有染色体核型异常，且与 FAB 分型有关。因而有条件的实验室采用了形态学（morphology）、免疫学（immunology）、细胞遗传学（cytogenetics）结合的分型，即 MIC 分型。

急非淋白血病共分 8 型，诊断标准如下：

M_0（急性髓细胞白血病微小分化型）原始细胞在光镜下类似 L_2 型细胞。核仁明显。胞浆透明，嗜碱性，无嗜天青颗粒及 Auer 小体。髓过氧化物酶（MPO）及苏丹黑 B 阳性＜3％。在电镜下，MPO（＋），CD33 或 CD13 等髓系标志可呈（＋）。通常淋巴系抗原为（－），但有时 CD7 阳性、TdT 阳性。

M_1（急性粒细胞白血病未分化型）未分化原粒细胞（Ⅰ型＋Ⅱ型）占骨髓非红系细胞的 90％ 以上，至少 3％ 细胞为过氧化物酶染色（＋）。

M_2（急性粒细胞白血病部分分化型）原粒细胞（Ⅰ型＋Ⅱ型）占骨髓非红系细胞的 30％～89％，单核细胞＜20％，其他粒细胞＞10％。M_{2a} 的染色体有 t（8；21）易位，可查到 AML1/ETO 融合基因。

M_3（急性早幼粒细胞白血病）骨髓中以多颗粒的早幼粒细胞为主，此类细胞在非红系细胞中≥30％。可查到染色体 t（15；17）易位和 PML/RARα 融合基因。

M_4（急性粒-单核细胞白血病）骨髓中原始细胞占非红系细胞的 30％ 以上，各阶段粒细胞占 30％～＜80％，各阶段单核细胞＞20％。CD14 阳性。

M_4Eo（除 M_4 各特点外，嗜酸性粒细胞在非红系细胞中≥5％。可查到 inv/del（16）。

M_5（急性单核细胞白血病）骨髓非红系细胞中原单核、幼单核≥30％。如果原单核细胞（Ⅰ型＋Ⅱ型）≥80％ 为 M_{5a}，＜80％ 为 M_{5b}。CD14 阳性。

M_6（急性红白血病）骨髓中幼红细胞≥50％，非红系细胞中原始细胞（Ⅰ型＋Ⅱ型）≥30％。

M₇（急性巨核细胞白血病）骨髓中原始巨核细胞≥30％。CD41，CD61，CD42 阳性。

说明：原始细胞质中无颗粒为Ⅰ型，出现少数颗粒为Ⅱ型。

急性淋巴细胞白血病，共分 3 型如下：

L_1：原始和幼淋巴细胞以小细胞（直径≤12μm）为主。胞浆较少，核型规则，核仁不清楚。

L_2：原始和幼淋巴细胞以大细胞（直径＞12μm）为主。胞浆较多，核型不规则，常见凹陷或折叠，核仁明显。

L_3：原始和幼淋巴细胞以大细胞为主，大小较一致，胞浆较多，细胞内有明显空泡，胞浆嗜碱性，染色深，核型较规则，核仁清楚。

CD2、CD3、CD7 是 T 细胞的标记，CD22、CD19、CD10 是 B 细胞的标记。可据此进行免疫分型。

二、鉴别诊断

急性淋巴细胞白血病和急性髓细胞白血病的鉴别诊断见表2。

表 2　急性淋巴细胞白血病和急性髓细胞白血病的鉴别

	AML	ALL
临床特征		
年龄	常见于成人	常见于儿童
淋巴结肿大	罕见	常见
侵犯中枢神经系统	不常见	5％
细胞化学染色		
髓过氧化酶	阳性	阴性
糖原染色（Schiff 法）	阴性（除 M₆）	阳性
其他		
表面标记	髓系	淋巴系
CALLA	没有	在早期前 B 细胞系 ALL 有
TdT	缺乏	有
基因重排研究		
T 细胞受体	缺乏	在 T 细胞 ALL 存在

续表

	AML	ALL
免疫球蛋白	缺乏	在 B 细胞 ALL 存在
常见的细胞遗传学异常	t(9；22)	t(9；22)
	t(8；21)	t(4；11) 见于 null 细胞 ALL
	t(15；17) 见于 AML - M$_3$	t(8；14)B 细胞伯基特型
	5q$^-$，7q$^-$	t(11；14)B 细胞
	Inv 16 见于 AML - M$_{4E_0}$	t(1；19)B 细胞

ALL，急性淋巴细胞白血病；AML，急性髓细胞白血病；CALLA，常见的 ALL 抗原。

治疗计划

一、治疗原则

总的治疗原则是消灭白血病细胞群体和控制白血病细胞的大量增生，消除因白血病细胞浸润而引起的各种临床表现。

二、治疗方法

（一）支持治疗

1. 注意休息，高热量支持。

2. 感染的防治。

3. 纠正贫血、控制出血。

4. 高尿酸血症的防治。

（二）诱导治疗

1. AML 首选阿糖胞苷＋蒽环类为基础的治疗方案。

2. AML 的其他诱导方案为大剂量阿糖胞苷±蒽环类或阿糖胞苷±其他细胞毒药物。

3. 急性早幼粒细胞白血病采用全反式维 A 酸（ATRA）、砷剂、蒽环类的治疗方案。

4. 急性淋巴细胞白血病最常用的药物为泼尼松、长春新碱、门冬酰胺酶和柔红霉素。

（三）巩固化疗

1. AML 多采用中大剂量阿糖胞苷或常规剂量方案，ALL 多采用大剂量阿糖胞苷和大剂量甲氨蝶呤。

2. 中枢神经系统白血病（CNSL）高危因素或有症状者行腰穿及鞘内注射。

3. 如有条件行造血干细胞移植（HSCT）。

4. 急性早幼粒细胞白血病缓解后化疗：①蒽环类±阿糖胞苷；②中高剂量阿糖胞苷（高危）；③砷剂、ATRA±细胞毒药物；④腰穿及鞘内注射。

三、住院医嘱

1. 长期医嘱

✦ 血液病一级护理常规

✦ 普食

✦ 抗生素（必要时）

✦ 补液治疗（水化、碱化）

2. 临时医嘱

✦ 血（含血型）、尿、便常规检查

✦ 凝血功能

✦ 输血九项

✦ 肝、肾功能

✦ 电解质

✦ 胸片

✦ 心电图

✦ 腹部 B 超

✦ 超声心动图检查（视患者情况而定）

✦ PICC 插管术（有条件）

✦ 咽拭子培养、血培养（必要时）

✦ 骨髓检查

✦ 免疫分型

✦ 染色体

✦ 白血病基因分型组合

✦ 输血（必要时）

病程观察

一、初步诊断

1. 根据骨髓细胞学、免疫分型等明确具体分型，选择治疗方案。

2. 签署以下同意书：病重通知书、化疗知情同意书、输血知情同意书、PICC 插管同意书（有条件）。

二、化疗前准备

1. 发热或有明确脏器感染患者抗生素治疗。

2. Hb＜60g/L、PLT＜20×10⁹/L 或有活动性出血，分别输浓缩红细胞和血小板。有心功能不全者可放宽输血指征。

3. 高白细胞患者可行白细胞分离术。

三、化疗中观察项目

1. 局部反应　当静脉注射一些刺激性较强的化疗药物时可引起严重的局部反应。

（1）静脉炎：表现为所用静脉部位疼痛、发红，有时可见静脉栓塞和沿静脉皮肤色素沉着等。

（2）局部组织坏死：当刺激性强的药物漏入皮下时可造成局部组织化学性炎症，红肿、疼痛甚至组织坏死和溃疡，经久不愈。

2. 骨髓抑制　大多数化疗药物均有不同程度的骨髓抑制，而骨髓抑制又常为抗肿瘤药物的剂量限制性毒性。骨髓抑制在早期可表现为白细胞尤其是总细胞减少，严重时血小板、红细胞、血红蛋白均可降低。不同的药物对骨髓作用的强弱、快慢和长短不同，所以反应程度也不同，同时患者还可有疲乏无力、抵抗力下降、易感染、发热、出血等表现。

3. 胃肠毒性　大多数化疗药物可引起胃肠道反应，表现为口干、食欲缺乏、恶心、呕吐，有时可出现口腔黏膜炎或溃疡。也可有便秘、麻痹性肠梗阻、腹泻、胃肠道出血及腹痛。

4. 免疫抑制　化疗药物多是免疫抑制药，对机体的免疫功能有不同程度的抑制作用。机体免疫系统在消灭体内残存肿瘤细胞上起着很重要的作用。当免疫功能低下时，肿瘤不易被控制，反而加快复发或转移进程。

5. 肾毒性　部分化疗药物可引起肾损伤，主要表现为肾小管上皮细胞急性坏死和变性、间质水肿、肾小管扩张，严重时出现肾功衰竭。患者可出现腰痛、血尿、水肿、小便化验异常等。

6. 肝损伤　化疗药物可引起急性而短暂的肝损害，包括坏死、炎症。长期用药可引起肝慢性损伤，如纤维化、脂肪性变、肉芽肿形成、嗜酸性粒细胞浸润等。临床可表现为肝功能检查异常、肝区疼痛、肝大、黄疸等。

7. 心脏毒性　临床可表现为心率失常、心力衰竭、心肌病综合征（患者表现为无力、活动性呼吸困难、发作性夜间呼吸困难，心力衰竭时可有脉快、呼吸快、肝大、心脏扩大、肺水肿、水肿和胸腔积液等），心电图出现异常。

8. 肺毒性　少数化疗药物可引起肺毒性，表现为肺间质性炎症和肺纤维化。临床可表现为发热、干咳、气急，多急性起病，伴有粒细胞增多。

9. 神经毒性　部分化疗药物可引起周围神经炎，表现为指（趾）麻木、腱反射消失，感觉异常，有时还可发生便秘或麻痹性肠梗阻。有些药物可产生中枢神经毒性，主要表现为感觉异常、振动感减弱、肢体麻木、刺痛、步态失调、共济失调、嗜睡、精神异常等。

10. 脱发　有些化疗药物可引起不同程度的脱发，一般只有头发脱落，有时其他毛发也可受影响，这是化疗药物损伤毛囊的结果。脱发的程度通常与药物的浓度和剂量有关。

11. 其他　如听力减退、皮疹、面部或皮肤潮红、指甲变形、骨质疏松、膀胱及尿道刺激征、不育症、闭经、性功能障碍、男性乳腺增大等也可由某些化疗药物引起。

四、化疗后必须复查的检查项目

1. 全血细胞分析

2. 骨髓检查

3. 微小残留病变检测

五、化疗中及化疗后治疗

1. 依据感染及发热情况选择抗生素，至感染控制。

2. 药物性脏器损伤：相应治疗。

3. 成分输血

4. HLA 配型

六、疗效分析

1. 临床无白血病浸润所致的症状和体征，生活正常或接近正常。

2 血常规化验显示血红蛋白$\geq 100g/L$（男性）或$\geq 90g/L$（女性及儿童），中性粒细胞绝对值$> 1.5 \times 10^9/L$，血小板$\geq 100 \times 10^9/L$，外周血中未发现白血病细胞。

3 骨髓中原始细胞$\leq 5\%$，红细胞及巨核细胞系正常。

当患者同时满足上述三条时，则为完全缓解；若患者骨体检查符合有关标准，但临床或血常规化验尚未达到相应标准时，则视为部分缓解；否则为未缓解。

七、出院标准

1. 一般情况良好。

2. 没有需要住院处理的并发症和（或）并发症。

住院小结

一、确定诊断

急性白血病（具体类型）

二、预后评估

未经治疗的急性白血病患者平均生存期仅 3 个月左右。经过现代治疗方法，已有不少患者取得疾病缓解以至长期存活。1～9 岁的 ALL 患者预后较好，部分患者可以治愈。1 岁以下及 9 岁以上儿童、中青年和成年预后较差，60 岁以上更差。急性非淋巴细胞性白血病者亦然，随年龄增长而预后差，治疗前外周血白细胞$> 50 \times 10^9/L$ 或（和）血小板$< 30 \times 10^9/L$ 者预后较差。M_3 型经全反式维 A 酸治疗，预后较好。染色体异常；急性非淋巴细胞性白血病者有 5－、7－、5q－、7q－及超二倍体者预后较差，而 t(8；21)、Inv(16) 或 21 号染色体为三染色体者预后较好，ALL 患者有 t（9；22）者预后较差。此外，继发于放化疗后的白血病或 MDS 后的白血病、有多药耐药性者以及化疗后白血

病细胞下降缓慢或需较长时间化疗才能缓解者，预后较差。

三、出院医嘱

1. 注意休息、预防感染。

2. 定期监测血常规，肝、肾功能，血电解质。

3. 定期化疗。

病例教学

病历摘要

患者，男，24 岁，农民，未婚。因面色苍白、心慌半月，皮下出血 10 天入院。患者半个月前出现面色苍白、头晕、心慌，近 10 天出现下肢皮下出血，偶有低热，去当地医院检查发现贫血和白细胞异常，经骨髓检查诊断"急性白血病"收入我科。既往体健。体格检查：体温 37.5℃，呼吸 20 次/分，脉搏 98 次/分，血压 120/80mmHg；神志清楚，贫血貌，皮肤黏膜无黄染，双颈部、腹股沟后可触及多枚花生大小的淋巴结，质地中等，无压痛；胸骨压痛阳性，心肺无异常，腹软，肝、脾肋下未及，双下肢不肿。实验室检查：血红蛋白 80g/L，原始粒细胞 45%。肝、肾功能正常。骨髓细胞学检查：骨髓增生活跃，粒系 92%，其中原始粒细胞 52%，早幼粒细胞 30%，可见棒状小体。幼红细胞偶见，全片可见巨核细胞 2 个。过氧化物酶染色阳性。

问题

1. 本病例有哪些临床特点，诊断什么病？

2. 引起类白血病反应有哪些原因，如何鉴别？

3. 治疗原则是什么？

答案

1. **学习目的：白血病的诊断思路。**

（1）男，24 岁；（2）贫血、皮下出血，低热；（3）胸骨压痛和淋巴结肿大；（4）白细胞升高和大量原始细胞；（5）骨髓增生活跃，粒细胞增生为主，原始＋早幼粒细胞 82%；（6）过氧化物酶染色阳性。诊断为急性粒细胞白血病。

2. **学习目的：类白血病的鉴别。**

白细胞明显升高并且出现幼稚细胞，在诊断时需要注意类白血病反应。各种化脓性感染可以引起白血病的异常改变，如败血症。非化脓性感染如结核、肿瘤、中毒、溶血、出血也可出现类白血病反应。但是白细胞极度升高的很少，血细胞分片中可以出现幼稚细胞，但以后期细胞为主。可作中性粒细胞碱性磷酸酶检查进行鉴别，类白细胞反应者明显升高，而白血病多减低。

3. 学习目的：治疗原则。

（1）诱导治疗：DA 方案，柔红霉素 $45\sim60\mathrm{mg/m^2/d}$，静点，第 $1\sim3$ 天；阿糖胞苷 $100\sim200\mathrm{mg/m^2/d}$，静点，第 $1\sim7$ 天。

（2）缓解后的治疗，可用原方案巩固，定期用中大剂量阿糖胞苷和柔红霉素或其他新药组成的联合方案强化治疗。

（3）造血干细胞移植

（4）支持治疗

第三节　慢性髓性白血病

概述

慢性髓性白血病（CML）是一种发生于多能造血干细胞的恶性骨髓增生性疾病。各国 CML 的发病率相对一致，为 $1\sim2$ 人/10 万。在儿童中，CML 的发病率极低，所占比例不超过儿童白血病的 5%。成人中，CML 占所有成人白血病的 15%。中位发病年龄 50 岁，男性略高。CML 的病因学尚不清楚，放射线是唯一已知的流行病学因素。CML 的发生与遗传因素相关的证据极少。CML 患者的后代发病率并不比普通人群高，而且在同卵双胞胎中，CML 的发病并无直接联系。接触放射性照射是目前唯一已知与 CML 有关的因素。

入院评估

一、病史采集要点

1. 起病缓慢，有乏力、消瘦、食欲缺乏、盗汗等全身症状。

2. 脾大，左上腹坠胀感。

3. 进展时可出现发热、贫血、出血。

二、体格检查要点

1. 脾大为最显著体征，发生梗死时脾区压痛明显。

2. 部分患者胸骨中下段压痛。

3. 白细胞显著增高时可有眼底充血及出血。

4. 白细胞淤滞症。

三、门诊资料分析

CML 患者早期常无自觉症状，可因健康检查或其他疾病门诊就医时发现血象异常或脾大。患者外周血白细胞明显升高，血分片以中性中幼、晚幼粒细胞和杆状核粒细胞居多，嗜酸性、嗜碱性粒细胞增多。

四、继续检查项目

1. 骨髓细胞学检查

2. 骨髓活检

3. 白血病免疫分型

4. 染色体及 bcr - abl 融合基因

5. 中性粒细胞碱性磷酸酶

6. 血液生化，如尿酸、乳酸脱氢酶等

五、门诊医嘱

1. 羟基脲 1.0g，po，tid，根据血象调整药物用量

2. 干扰素- α 300 万单位，ih，qod

3. 甲磺酸伊马替尼 400mg，po，qd

病情分析

一、基本诊断/初步诊断

凡有不明原因的持续白细胞数增高，根据典型的血象、骨髓象改变，脾大，Ph 染色体阳性，bcr - abl 融合基因阳性即可作出诊断。部分 CML 患者脾不肿大，Ph 染色体阴性，或者以急变起病，容易误诊。

二、临床类型/分期

1. 慢性期　外周血原始细胞（Ⅰ＋Ⅱ）＜10％，血小板多在正常范围，部分患者增多。骨髓原始细胞＜10％。

2. 急变期　外周血或骨髓原始细胞≥10％，外周血嗜碱性粒细胞＞20％，不明原因的血小板进行性减少或增加，除 Ph 染色体以外又出现其他染色体异常。

3. 加速期　临床与急性白血病类似，多数急粒变，少数急淋

变或急单变。

三、鉴别诊断

1. 其他原因引起的脾大，如血吸虫病、慢性疟疾、黑热病、肝硬化、脾功能亢进等。

2. 类白血病反应

3. 骨髓纤维化

治疗计划

一、治疗原则

CML 治疗应着重于慢性期早期，避免疾病转化，力争细胞遗传学和分子生物学水平的缓解，一旦进入加速期或急变期则预后很差。

二、治疗方法

1. 白细胞淤滞症紧急处理

2. 化学治疗、干扰素-α、甲磺酸伊马替尼

3. 异基因造血干细胞移植

三、住院医嘱

1. 长期医嘱

✦ 血液科护理常规

✦ 二级护理

✦ 白血病健康教育

✦ 普通饮食

✦ 紫外线照射消毒房间 30min

✦ 羟基脲 1.0g，po，tid

✦ 干扰素-α 300 万单位，ih，qod

✦ 甲磺酸伊马替尼 400mg，po，qd

✦ 别嘌呤醇 0.1g，po，tid

✦ 碳酸氢钠 1.0g，po，tid

2. 临时医嘱

✦ 血、尿、便常规

✦ 肝功能全套

✦ 生化 11 项（肾功能、电解质、血糖、血脂）

✦ 心肌酶谱

- 胸部 X 线片
- 心电图
- 腹部超声
- 骨髓细胞学检查
- 骨髓活检
- 白血病免疫分型
- 染色体
- 融合基因
- 白细胞过高者使用血细胞分离机单采清除过高白细胞
- 与患者及家属谈话并签有创检查同意书和化疗知情同意书

病程观察

一、病情观察

（一）症状和体征的改变

观察一般状况、脾大小。

（二）辅助检查结果的变化

1. 血常规变化

2. 骨髓细胞形态学变化

3. 融合基因及染色体变化

二、疗效分析及处理

（一）血液学

1. 完全血液学缓解

2. 部分血液学缓解

（二）细胞遗传学

1. 完全细胞遗传学缓解

2. 主要细胞遗传学缓解

3. 部分细胞遗传学缓解

4. 次要细胞遗传学缓解

5. 微小细胞遗传学缓解

（三）分子学

1. 完全分子学缓解

2. 主要分子学缓解

出院小结

一、确定诊断

根据患者临床症状、体征、外周血象、骨髓细胞形态学、白血病免疫分型、染色体、融合基因等检查结果，明确诊断为 CML。

二、预后评估

CML 化疗后中位生存期 39～47 个月，5 年生存率 25%～35%，8 年生存率 8%～17%，个别可生存 10～20 年。影响 CML 的主要预后因素包括初诊时预后风险积分、治疗方式、病程演变。

三、后续治疗

1. 甲磺酸伊马替尼维持治疗

2. 异基因造血干细胞移植

四、出院医嘱

1. 注意饮食及个人卫生，预防感染。

2. 血液科门诊随访，监测血常规、肝肾功能。

3. 定期复查骨髓细胞学及染色体、融合基因。

病例教学

病历摘要

患者，男性，40 岁。自觉乏力、多汗、体重减轻 5 个月余，近 2 个月出现左上腹坠胀感，进行性加重来诊。查体：肝肋下 2cm，剑下 3cm，质中无压痛，脾脐下 2cm，右缘过腹正中线 1cm，质地坚硬，无压痛。血常规：白细胞 $150 \times 10^9/L$，血红蛋白 92g/L，血小板 $110 \times 10^9/L$。外周血分片：中性分叶核粒细胞 56%，杆状核细胞 6%，原始粒细胞 2%，早幼粒细胞 4%，中幼粒细胞 8%，晚幼粒细胞 6%，淋巴细胞 10%，嗜酸性粒细胞 6%，嗜碱性粒细胞 2%。

问题

1. 根据上述病例特点，需考虑哪些疾病可能？

2. 应进一步完善哪些检查？

3. 如何制订治疗方案？

4. 如何判断治疗效果？

答案

1. 学习目的：列出以白细胞增高（粒细胞为主）、脾大为主要表现的可能原因。

急性白血病、慢性粒细胞白血病、类白血病反应、日本血吸虫病、疟疾、黑热病、原发性骨髓纤维化症等。

2. 学习目的：列出疑似慢性粒细胞白血病的适当检查。

一般生命体征、肝/肾功能、电解质、骨髓细胞学检查、骨髓活检、白血病免疫分型、Ph 染色体、bcr-abl 融合基因。

3. 学习目的：列出慢性粒细胞白血病的治疗手段。

患者白细胞显著增高，首先给予羟基脲口服以及血细胞分离机单采白细胞以降低白细胞，减轻细胞淤滞症状。推荐治疗方案为甲磺酸伊马替尼维持治疗，并可联合干扰素-α。对于年龄小于 35 岁、处于慢性期的患者，如有 HLA 全相合同胞供者或 HLA 高分辨全相合的非血缘无关供者，可考虑进行异基因造血干细胞移植。

4. 学习目的：掌握慢性粒细胞的疗效评价标准。

评价 CML 的治疗效果包括血液学缓解、细胞遗传学缓解及分子生物学缓解等三个层面。血液学缓解的评价指标为白细胞分类正常，无髓外浸润；细胞遗传学缓解的评价指标为分析 20 个分裂象，Ph^+ 细胞为 0；分子生物学缓解的评价指标是 bcr-abl 融合基因转阴。

第四节　慢性淋巴细胞白血病

概述

慢性淋巴细胞白血病（chronic lymphocytic leukemia，CLL）是一种单克隆性小淋巴细胞疾病，这类细胞形态上类似成熟淋巴细胞，但是一种免疫学不成熟、功能不全的细胞。CLL 绝大多数起源于 B 细胞，T 细胞者较少。本病在欧美各国是最常见的白血病，在我国、日本及东南亚国家较少见。中位发病年龄 65 岁，90%在 50 岁以上发病，男女比例 2∶1。

入院评估

一、病史采集要点

1. 起病缓慢，可伴有乏力、发热、盗汗、体重减轻等全身症状。

2. 全身淋巴结肿大和肝、脾大。

3. 呼吸道、皮肤感染常见。

4. 少数并发自身免疫性溶血性贫血和血小板减少症。

二、体格检查要点

1. 肝、脾大。

2. 淋巴结肿大，多见于颈部、锁骨上、腋窝、腹股沟淋巴结。

三、门诊资料分析

CLL 患者早期常无自觉症状，可因健康检查或其他疾病门诊就医时发现血象异常或因无意中发现浅表淋巴结无痛性肿大就医。患者外周血白细胞明显升高，血分片以成熟的小淋巴细胞增多为主。

四、继续检查项目

1. 骨髓细胞学检查

2. 骨髓活检

3. 白血病免疫分型

4. 染色体

5. 与 IgVH 基因突变相关的 CD38、ZAP70 检测

病情分析

一、基本诊断/初步诊断

结合临床表现、外周血中持续性单克隆性淋巴细胞大于 $5 \times 10^9/L$、骨髓中小淋巴细胞≥40%以及根据免疫学表面标志可以作出诊断和分类。

二、临床类型/分期

1. Rai 分期

0 期 血和骨髓中淋巴细胞增多

1 期 0 期+淋巴结肿大

2 期 1 期＋脾大、肝大或肝脾均大

3 期 2 期＋贫血（Hb<110g/L）

4 期 3 期＋血小板减少（<100×10^9/L）

2. Binet 分期

A 期 血和骨髓中淋巴细胞增多，<3 个区域的淋巴结肿大

B 期 血和骨髓中淋巴细胞增多，≥3 个区域的淋巴结肿大

C 期 与 B 期相同外，尚有贫血（Hb：男性<110g/L，女性<100g/L）或血小板减少（<100×10^9/L）

三、鉴别诊断

1. 病毒感染引起的淋巴细胞增多

2. 淋巴瘤细胞白血病

3. 幼淋巴细胞白血病

4. 毛细胞白血病

5. 伴有循环绒毛淋巴细胞的脾淋巴瘤

治疗计划

一、治疗原则

CLL 治疗根据临床分期、症状和疾病活动情况而定。早期且无不良预后指标的患者无需治疗；若病情进展或存在单独影响预后的不良因素应开始治疗。着重于提高完全缓解率并尽可能清除微小残留白血病。

二、治疗方法

1. 化学治疗：苯丁酸氮芥/环磷酰胺＋长春新碱＋激素（COP）/环磷酰胺＋多柔比星＋长春新碱＋激素（CHOP）/氟达拉滨＋环磷酰胺（FC）

2. 免疫治疗：阿来组单抗/利妥昔单抗

3. 化学免疫治疗：利妥昔单抗＋FC

4. 生物反应调节剂：干扰素-α、IL－2

5. 造血干细胞移植

三、住院医嘱

1. 长期医嘱

✦ 血液科护理常规

✦ 二级护理

✦ 白血病健康教育

✦ 普通饮食

✦ 紫外线照射消毒房间 30 分钟

✦ 以利妥昔单抗＋FC 为例：

✦ 氟达拉滨 30mg/m² ＋0.9％生理盐水 100ml，iv gtt（第 1～3 天）

✦ 环磷酰胺 200mg＋0.9％生理盐水 500ml，iv gtt（第 1～3 天）

✦ 利妥昔单抗 600mg，iv gtt（当日）

2. 临时医嘱

✦ 血、尿、便常规

✦ 肝功能全套

✦ 生化 11 项（肾功能、电解质、血糖、血脂）

✦ 心肌酶谱

✦ 胸部 X 线片

✦ 心电图

✦ 胸、腹、盆腔增强 CT

✦ 骨髓细胞学检查

✦ 骨髓活检

✦ 白血病免疫分型

✦ 染色体

✦ ZAP70、CD38

✦ 与患者及家属谈话并签有创检查同意书和化疗知情同意书

病程观察

一、病情观察

（一）症状和体征的改变

一般状况，淋巴结、肝/脾大小

（二）辅助检查结果的变化

1. 血常规变化

2. 骨髓细胞形态学变化

二、疗效分析及处理

1. 完全缓解　临床症状消失，受累淋巴结和肝、脾回缩至正常。外周血白细胞≤10×10⁹/L，淋巴细胞绝对值<4×10⁹/L，Hb 和血小板正常。骨髓中淋巴细胞≤40％。

2. 部分缓解　症状减轻，累及淋巴结、肝、脾的区域数和（或）体积比治疗前减少 50% 以上，且无新的累及区域出现。外周血白细胞、淋巴细胞绝对值和骨髓中淋巴细胞比例降至治疗前50% 以下。Hb 和血小板正常或较治疗前增加 50% 以上。

3. 无效　临床及实验室检查未达到上述"部分缓解"标准或反而恶化。

出院小结

一、确定诊断

根据患者临床症状、体征、外周血象、骨髓细胞形态学、白血病免疫分型等检查结果明确诊断为 CLL。

二、预后

CLL 病程长短不一，有的长达 10 余年，有的仅 2~3 年，多死于骨髓衰竭导致的严重贫血、出血或感染。CLL 临床上可发生转化或出现类似幼淋巴细胞白血病血象，如出现大细胞淋巴瘤病理学结构，中位生存期仅 5 个月。不到 1% 的 CLL 向急性白血病转化。

三、出院医嘱

1. 注意饮食及个人卫生，预防感染。

2. 血液科门诊随访，监测血常规、肝/肾功能。

3. 定期复查骨髓细胞学。

病例教学

病历摘要

患者，男性，62 岁，退休。1 个月前无明显诱因下发现左腹部包块，质硬、无压痛，伴乏力、食欲缺乏，无发热、盗汗、体重减轻等。查体：双侧颈部、腋窝及腹股沟多发淋巴结肿大，肝肋下未触及，脾大，甲乙线 14cm，甲丙线 16.5cm，丁戊线 -5cm。门诊查血常规 WBC 15.03×10^9/L，Hb 155g/L，PLT 48×10^9/L，血分片示成熟淋巴细胞占 84%。

问题

1. 根据上述病例特点，需考虑哪些疾病可能？

2. 应进一步完善哪些检查？

3. 如何制订治疗方案？

4. 预示疾病预后的指标有哪些？

答案

1. 学习目的：列出以白细胞增高（淋巴细胞为主）、淋巴结增大、脾大为主要表现的可能原因。

病毒感染引起的淋巴细胞增多、淋巴瘤细胞白血病、幼淋巴细胞白血病、毛细胞白血病、伴有循环绒毛淋巴细胞的脾淋巴瘤。

2. 学习目的：列出疑似慢性淋巴细胞白血病的适当检查。

一般生命体征、肝/肾功能、电解质、骨髓细胞学检查、骨髓活检、白血病免疫分型、染色体。

3. 学习目的：了解慢性淋巴细胞白血病的治疗原则。

患者有脾及多发淋巴结肿大，血小板明显减少，因此根据 Rai 分期属 4 期，Binet 分期属 C 期，一经诊断即应进行治疗。治疗方案首先考虑利妥昔单抗＋FC，是迄今为止初治 CLL 获得的最佳治疗。

4. 学习目的：掌握慢性淋巴细胞白血病的预后评价指标。

初诊时的临床分期、有无发热、盗汗、体重减轻等症状，骨髓活检淋巴细胞呈弥漫浸润型，外周血淋巴细胞绝对值＞50×10^9/L，淋巴细胞倍增时间≤12 个月，细胞遗传学检测呈多种复杂核型改变。

第五节 骨髓增殖性疾病

骨髓增殖性疾病（myeloproliferative diseases，MPD）是一系或多系骨髓细胞不断异常增殖所引起的一组疾病的统称，包括慢性粒细胞白血病（CML）、真性红细胞增多症、原发性血小板增多症及原发性骨髓纤维化（症）。临床表现为有一种或多种血细胞质和量的异常，脾大、出血倾向、血栓形成及髓外化生（extramedullary metaplasia）。本组疾病发病的原因不详。推测是骨髓的多能干细胞在向不同方向细胞分化过程中受原因不明刺激而产生的失控性、持续性增殖病变。

慢性粒细胞白血病已在第三节中讨论，本章仅介绍真性红细胞增多症、骨髓纤维化和原发性血小板增多症。

真性红细胞增多症

概述

　　真性红细胞增多症（polycythemia vera，PV）简称真红，是一种克隆性的以红细胞异常增殖为主的慢性骨髓增生性疾病。其外周血总容量绝对增多，血液黏滞度增高，常伴有白细胞和血小板升高，脾大，病程中可出现出血、血栓形成等并发症。临床特征有皮肤/黏膜红紫、肝/脾大及血管性与神经性症状，起病隐袭，病程进展缓慢。发病高峰年龄集中在 50～60 岁之间，因此是一种中老年性疾病。男性患病稍多于女性。真红系克隆性造血干细胞病，源自一个造血干细胞的病态增生。

入院评估

　　一、病史询问要点

　　1. 神经系统表现　头痛最常见，可伴眩晕、疲乏、耳鸣、眼花、健忘等类似神经官能症症状，肢端麻木与刺痛、多汗、视力障碍等症状。少数以脑血管意外为首要表现就诊。

　　2. 多血质表现　皮肤红紫，眼结膜显著充血，少数可见瘀点、瘀斑。部分患者伴高血压或皮肤瘙痒。

　　3. 血栓形成、栓塞和出血　常见的发生血栓和栓塞的部位有脑、周围血管、冠状动脉、肠系膜、下腔静脉、脾、肺静脉等。

　　4. 消化系统　10%～16%的患者合并消化性溃疡。

　　5. 其他　血、尿中尿酸水平增高。少数患者可继发痛风或尿路、胆道形成尿酸性结石。

　　二、体格检查要点

　　1. 肝、脾大　多为中至重度肿大。增大的脾表面平坦、质硬，若并发脾梗死，可出现脾区疼痛、压痛及摩擦音。

　　2. 皮肤红紫　尤以面颊、唇、舌、耳、鼻、颈部和四肢末端（指、趾及大小鱼际）为甚。部分患者伴高血压。

　　三、门诊资料分析

（一）血常规

1. 红细胞计数为（6～10）×10^{12}/L，血红蛋白高达170～240g/L。血细胞比容：男性≥0.54，女性≥0.50。外周血出现有核红细胞，红细胞大小、形态不等，可见卵圆、椭圆和泪滴样细胞。

2. 约2/3患者白细胞计数增高，多在（10～30）×10^9/L，常有核左移，嗜碱性粒细胞比值亦增高。

3. 血小板计数大多高于正常，为（300～1000）×10^9/L。可见体积增大、畸形血小板和巨核细胞碎片。

（二）骨髓象

各系造血细胞都显著增生，脂肪组织减少，巨核细胞增生较明显。粒与幼红细胞比例常下降。铁染色显示贮存铁减少。

四、继续检查项目

1. 血容量及血液黏滞度

2. 血液生化

3. 动脉血氧饱和度

4. 红系祖细胞培养

5. 染色体异常，非整倍体，尤其是三倍体型较多见，但一般无特异性。

6. 组织胺水平

7. 基础代谢率

五、门诊医嘱

1. 血常规

2. 血生化

3. 骨穿

病情分析

一、基本诊断

根据红细胞持续增多，临床多血症表现、脾大三项，并排除继发性红细胞增多症后，可确立诊断。1975年，PV研究组提出PV的诊断标准至今仍沿用，见表3。

表3　1975年，真红研究组提出 PV 的诊断标准

A类 （主要诊断标准）	1. 红细胞容积增高：^{51}Cr 红细胞标记法男性≥36ml/kg，女≥32ml/kg 2. 动脉血氧饱和度正常，≥92% 3. 脾大
B类 （次要诊断标准）	1. 血小板计数>400×10^9/L 2. 白细胞计数>12×10^9/L（无发热或感染） 3. 中性粒细胞碱性磷酸酶积分增高（>100，无发热、感染状态） 4. 血清维生素 B$_{12}$增高>666pmol/L（900μg/L）或未饱和维生素 B$_{12}$结合力增高>1628pmol/L（2200μg/L） 5. B$_{12}$结合力增高>1628pmol/L（2200μg/L）
诊断条件	A类 1＋2＋3，或 A类 1＋2 再加 B类中任何 2 项，则可诊断

二、疾病分期

本病病程进展可分为三期：①红细胞及血红蛋白增多期，可持续数年；②骨髓纤维化期，此期血象处于正常代偿阶段，通常在诊断后 5～13 年发生；③贫血期，有巨脾、髓外化生和全血细胞减少，大多在 2～3 年内死亡，个别病例可演变为急性白血病。

三、鉴别诊断

1. 相对性红细胞增多症　是因血浆容量减少、血液浓缩而红细胞量并不增多造成的，发生于严重脱水、大面积烧伤、慢性肾上腺皮质功能减退等。

2. 继发性红细胞增多症　出现于慢性缺氧状态，例如高山居住、肺气肿和肺部疾患、发绀性先天性心脏病、肺源性心脏病、慢性风湿性心瓣膜病以及氧亲和力增高的异常血红蛋白病等；也可因肾囊肿、肾盂积水、肾动脉狭窄，皮质醇增多症，各种肿瘤如肝癌、肺癌、小脑血管母细胞瘤、肾上腺样瘤、子宫平滑肌瘤等而引起。

3. 应激性红细胞增多症　由于精神紧张或用肾上腺素后脾收

缩所致，常为一过性。患者伴有高血压而红细胞容量正常。

治疗计划

一、治疗原则

大多采用综合治疗，其目的在于抑制骨髓造血功能，使血容量及红细胞容量尽快接近正常，以期获病情缓解，减少并发症的发生。

二、治疗方法

（一）静脉放血及红细胞单采术

每隔 2～3 天放血 200～400ml，直至红细胞数在 $6.0 \times 10^{12}/L$ 以下。放血后维持疗效 1 个月以上，本法简便。采用血细胞分离机进行治疗性红细胞单采术（therapeutic red cell apheresis）可迅速降低血细胞比容和血液黏度，改善临床症状，单采一次即可使血红蛋白降至正常范围，如联合化疗，则可维持疗效。

（二）化学治疗

1. 羟基脲 对 PV 有良好抑制作用，每日剂量为 15～20mg/kg。如白细胞维持在 $(3.5～5.0) \times 10^9/L$，可长期间歇应用。

2. 烷化剂 治疗作用较快，缓解期长，疗效可持续半年左右。苯丁酸氮芥副作用较少，不易引起血小板减少。开始剂量：环磷酰胺为 100～150mg/d；白消安、美法仑及苯丁酸氮芥为 4～6mg/d。缓解 4 周后可给维持量，环磷酰胺为每日 50mg，白消安为每日或隔日 2mg。

3. 高三尖杉碱 常用剂量 2～4mg/d 肌注或加入 5％葡萄糖溶液中静滴，7～14 天为一疗程。可使红细胞短期内明显下降，甚至达正常水平。通常一疗程疗效可持续 3～6 个月，复发后再用仍有效。

（三）放射性核素治疗

^{32}P 的 β 射线损伤 DNA 和 RNA，从而抑制血细胞生成，使细胞数降低，达到治疗效果。

（四）干扰素 α

干扰素 α 可抑制 PV 克隆的增殖，目前已用于临床，剂量为 300 万单位/m²，每周 3 次，皮下注射。治疗 3 个月后脾缩小，缓解率可达 80％。

（五）对症治疗

皮肤瘙痒大多随着骨髓增生被抑制后减轻或消失。顽固者可以试用抗组胺类药物，如阿司咪唑、西咪替丁。有高尿酸血症者，可用别嘌醇；如合并痛风性关节炎，可并用秋水仙碱、糖皮质激素。对于血栓形成，不主张使用血小板抑制剂，如阿司匹林、双嘧达莫，因其并不能减少血栓形成，反而增多胃肠道出血机会。

三、住院医嘱

1. 长期医嘱

+ 内科二级护理

+ 普食

+ 羟基脲 0.5～1g po tid，或环磷酰胺 50mg po qd，或高三尖杉碱 2mg iv gtt qd

+ 碳酸氢钠 1g，po，tid

+ 别嘌呤醇 0.1g，po，tid

+ 维生素 C 0.1g，po，tid

+ 干扰素 300 万单位，ih，qod

2. 临时医嘱

+ 血常规＋分片

+ 血细胞比容

+ 血气分析

+ 血液流变学检查

+ 蛋白电泳

+ 血组胺测定

+ 血清维生素 B_{12} 测定

+ 中性粒细胞碱磷酶活性测定

+ 血清铁测定

+ 血小板聚集试验

+ 血尿酸测定

+ 肝功能

+ 肾功能

+ 红细胞容量绝对值测定

+ 骨髓穿刺（骨髓细胞学检查，加组化、铁染色）

+ 肝、脾 B 超

＋ 胸部 X 线片

＋ 静脉放血 200ml（必要时）或红细胞分离置换术（必要时）

病程观察

一、病情观察

国内疗效标准：

1. 完全缓解　临床症状消失，皮肤、黏膜从红紫恢复到正常，原肿大的肝、脾显著回缩至不能触及，血红蛋白、白细胞和血小板计数降至正常。若红细胞容量也恢复正常，则称完全缓解。

2. 临床缓解　临床及血象恢复如上，但红细胞容量尚未恢复正常或仍可触及脾。

3. 好转　临床症状明显改善，皮肤、黏膜红紫有所减轻，原肿大的肝脾有所回缩，血红蛋白下降 30g/L 以上。

4. 无效　临床症状、体征以及血象无变化或改善不明显。

二、疗效分析及处理

PV 晚期合并骨髓纤维化者，常有巨脾、贫血、白细胞、血小板减少，处理十分困难，脾区放疗也难以获得疗效。

住院小结

一、确定诊断

根据红细胞持续增多，临床多血症表现、脾大三项，并排除继发性红细胞增多症，可确立诊断。

二、预后评估

本病如无严重并发症，病程进展缓慢，患者可生存 10～15 年以上。不治疗者平均生存期仅 18 个月，治疗者中位数生存期为 8～16 年，主要死亡原因为血栓、栓塞及出血。部分病例晚期可转变为白血病或发生骨髓纤维化、骨髓衰竭等。

三、出院医嘱

1. 预防感染、出血及血栓形成等，加强营养。

2. 定期复查血常规及骨髓细胞学检查。

3. 羟基脲 0.5～1g po tid 口服，并根据血常规调整剂量或停用羟基脲。别嘌呤醇 0.1g po tid、碳酸氢钠 1g po tid 口服。

4. 干扰素　300 万单位，ih，qod

原发性血小板增多症

概述

原发性血小板增多症（primary thrombocythemia，PT），亦称特发性血小板增多症、出血性增多症，为多能干细胞克隆性疾病。其特征是血小板水平显著持续性增多而功能异常，骨髓中巨核细胞过度增殖，伴有出血及血栓形成，脾常肿大。本病较少见，好发于中老年人，女性略多于男性。

入院评估

一、病史询问要点

1. 一般症状　起病隐匿，表现多不一致。轻者除疲劳、乏力外，无其他症状。

2. 出血　本病大多因出血倾向就诊而发现，以牙龈出血、鼻出血、皮肤紫癜、消化道出血常见。出血常呈发作性，间歇期较长。

3. 血栓和栓塞　部分患者动脉或静脉内血栓形成。好发于脾、肝、肠系膜静脉和下肢静脉、腋动脉、颅内及肢端动脉，常引起相应的症状。

4. 脾大　50%～80%患者有脾大，多为中度，巨脾少见。约半数患者肝轻度肿大。

二、体格检查要点

1. 有血栓的患者手指或脚趾可见红肿、发热、青紫或坏死。

2. 50%～80%的患者有脾大，多为中度。

3. 一般无淋巴结肿大。

三、门诊资料分析

1. 血常规　血小板多在 $(1000～3000)×10^9/L$ 之间，涂片可见聚集成堆，大小不一，有巨型血小板，偶见巨核细胞碎片。白细胞增多，常在 $(10～30)×10^9/L$ 之间。部分患者有嗜酸性粒细胞和嗜碱性粒细胞增高。可有中、晚幼稚粒细胞。少数患者可伴红细胞增多。

2. 骨髓象　各系细胞均明显增生，以巨核细胞增生为主。原始及幼巨核细胞均增多，并有大量血小板形成。骨髓活检有时伴轻至中度纤维组织增多。

四、继续检查项目

1. 中性粒细胞碱性磷酸酶活性增高。

2. 血小板及凝血功能试验 多数患者血小板黏附率降低，ADP诱发的血小板聚集功能异常，血小板因子Ⅲ有效性降低。凝血检查一般正常。少数患者呈高凝状态。出血时间、凝血酶原消耗试验及血块回缩等可不正常。

3. 染色体检查

五、门诊医嘱

1. 血常规

2. 血分片

3. 骨髓细胞学检查

病情分析

一、基本诊断

临床有出血和血栓病史，脾大，血小板计数＞1000×10^9/L，并可除外继发性血小板增多症及其他骨髓增生性疾病者即可诊断。

二、鉴别诊断

1. 继发性血小板增多症 多继发于脾切除术后、溶血性贫血、急性失血后、慢性或急性感染、肿瘤性疾病等。详见表4。

表4 原发性与继发性血小板增多症的鉴别诊断

	原发性	继发性
病因	不明	继发于某种病理或生理状态
病期	持续性	常为暂时性
血小板计数	常＞1000×10^9/L	一般＜1000×10^9/L
血小板生存时间	正常或轻度缩短	一般正常
血小板形态与功能	常不正常	一般正常
骨髓巨核细胞	显著增多，并可见幼稚巨核细胞	轻度增多
白细胞计数	常增多	一般正常
脾大	常有	常无
血栓和出血	常见	少见

2. 其他骨髓增生性疾病

治疗计划

一、治疗原则

目的是减少血小板以控制和预防出血、血栓形成和栓塞。

二、治疗方法

1. 骨髓抑制药 血小板在 $1000 \times 10^9/L$ 以上者，可用白消安 $4 \sim 8mg/d$、环磷酰胺 $100 \sim 200mg/d$、羟基脲 $15mg/(kg \cdot d)$ 等均有一定疗效，需 $3 \sim 4$ 周或更长时间以获缓解。血小板再度增多时可重复使用。

2. 血小板单采术 可迅速减少血小板量改善状态。据病情和需要决定血小板置换次数和间隔期。一般临床多与其他疗法并用。

3. 干扰素 α IFN - α 对人巨核细胞前体细胞有抗增殖作用。

4. 放射性核素 ^{32}P 为治疗本病的重要手段，效果佳，见效快。可口服或静脉注射，首次剂量为 $(11.1 \sim 14.8) \times 10^7 Bq$，必要时 3 个月后重复给药。

5. 出血和血栓、栓塞的治疗 可选用抗血小板黏附和聚集的药物（如双嘧达莫、阿司匹林）改善出血倾向。如发生血栓形成或栓塞，可用纤溶激活剂治疗。

三、住院医嘱

1. 长期医嘱

✦ 内科二级护理

✦ 普食

✦ 羟基脲 0.5g～1g po tid，或环磷酰胺 50mg po qd，或白消安 2mg po tid

✦ 维生素 C 0.1g，po，tid

✦ 拜阿司匹林 100mg，po，qd

✦ 干扰素 300 万单位，ih，qod

2. 临时医嘱

✦ 血常规

✦ 血小板聚集试验

✦ 血块回缩试验

✦ 出血时间测定

✦ 凝血酶原消耗试验

✦ 骨髓穿刺（骨髓细胞学检查，组化和铁染色）

✦ 染色体检查

✦ bcr-abl 基因测定

✦ 骨髓活检

✦ 肝、脾 B 超

✦ 血小板单采去除术（必要时）

病程观察

一、病情观察

（一）国内疗效标准

1. 缓解 临床表现、血象、骨髓象恢复正常。

2. 进步 血小板计数下降至治疗前数值的 50％以下，其他异常表现相应减轻。

3. 无效 达不到进步者。

（二）国外疗效标准

1. 有效 血小板降至 600×10^9/L 以下或减至治疗前数值的 50％以下，维持至少 4 周。

2. 部分有效 血小板自治疗前数值减少 20％以上，但不足 50％。

3. 无效 血小板自治疗前数值减少不足 20％。

二、疗效分析及处理

1. 当血小板计数过高并有可能发生血栓时，可给口服阿司匹林或噻氯匹定预防血栓形成。

2. 如需迅速降低血小板数量时，应采用血细胞分离机去除血小板。但此后可能出现血小板升高的反跳，还需使用骨髓抑制药物加以预防。

3. 但有些患者口服骨髓抑制药不能使血小板数减少至满意水平，可同时肌注干扰素。但干扰素一般起效的时间要缓慢一些。

4. 脾切除术不可取，可使病情恶化，故属禁忌。

住院小结

一、确定诊断

临床有出血和血栓病史，脾大，血小板计数＞1000×10^9/L，并除外继发性血小板增多症及其他骨髓增生性疾病者即可诊断。

二、预后

根据血小板增多的程度，病程不一。大多数病例进展缓慢，其中部分病例临床呈良性过程。中位生存期常在 $10 \sim 15$ 年以上。有反复出血或血栓形成者，预后较差，是本病主要致死的原因。少数患者转化成其他骨髓增生性疾病。

三、出院医嘱

1. 预防出血及血栓形成等。

2. 定期复查血常规及骨髓细胞学检查。

3. 羟基脲 0.5g～1g po tid，并根据血常规调整剂量。拜阿司匹林 100mg po qd 和维生素 C 0.1g po tid。

4. 干扰素 300 万单位，ih，qod

原发性骨髓纤维化

概述

原发性骨髓纤维化（症）（primary myelofibrosis，MF）简称骨纤，为病因不明的骨髓弥漫性纤维组织增生症，常伴有髓外造血（或称髓外化生），主要在脾，其次在肝、淋巴结等。典型临床表现为铁幼粒细胞性贫血、幼红细胞性贫血，脾显著增大，不同程度的骨质硬化，骨髓常干抽。

入院评估

一、病史询问要点

1. 起病因素　大多在中年以后发病，起病多隐匿，进展缓慢，部分患者开始多无症状或症状不典型，偶然发现脾大而确诊。

2. 主要症状　贫血和脾大压迫引起的各种症状。

3. 代谢增高表现　低热、出汗、心动过速。

二、体格检查要点

1. 巨脾是本病特征，质多坚硬，表面光滑，无触痛。约半数患者就诊时脾已达盆腔。轻至中度肝大见于 1/4~1/3 病例。

2. 晚期患者可见贫血和出血表现。

三、门诊资料分析

1. 血常规　中、重度正常细胞性贫血。成熟红细胞大小不一和异形红细胞、泪滴状红细胞对诊断有价值。还可见有核红细胞及多染红细胞。白细胞数增多或正常，但很少超过 50×10^9/L。约 70% 的病例血分片中出现幼红、幼粒细胞，成为本病的特征之一。网织红细胞轻度增高（2%~5%）。

2. 腹部 B 超　了解脾大小，有无肝大，并排除其他脾大的疾病。

四、继续检查项目

1. 骨髓检查　因骨质坚硬，常呈"干抽"现象。病程早期，常见骨髓有核细胞，特别是粒细胞和巨核细胞，但后期增生低下，有时有局灶性增生象。骨髓活检主要病理改变为骨髓纤维化，以非均匀一致的纤维组织增生为主。

2. 粒细胞碱性磷酸酶活性　约 70% 患者增高。

3. 脾穿刺　除淋巴细胞外，幼粒、幼红及巨核三系细胞均增生，类似骨髓穿刺涂片，尤以巨核细胞增多最为明显，是诊断髓外造血的主要证据。

4. 肝穿刺　与脾相似，有髓外造血象，特别在窦中有巨核及幼稚血细胞。

5. X 线　30%~50% 的患者有骨质硬化征象，典型 X 线表现是骨质密度增加，并伴有斑点状透亮区，呈"毛玻璃"样改变。

6. 放射性核素骨髓扫描　放射性胶体^{99m}锝、^{52}铁、^{111}铟等能为骨内红髓、脾、肝等摄取而出现放射浓缩区。肝、脾等髓外造血区积累大量放射性核素，长骨近端等有纤维化改变的红髓则不能显示放射浓缩区。

五、门诊医嘱

1. 血常规

2. 腹部 B 超

病情分析

一、基本诊断

国内诊断标准：中年以上的患者，具有：①脾大；②贫血、外周血可见幼稚粒细胞、有核红细胞及泪滴样红细胞；③骨髓穿刺多次"干抽"或呈"增生低下"；④脾、肝、淋巴结病理检查示有造血灶；⑤骨髓活检病理切片显示胶原纤维或（和）网状纤维明显增生。其中必须具有第⑤项再加其余4项中任何2项并能除外继发性骨髓纤维化即可诊断。

二、临床类型/临床分期

（一）临床类型

根据致病原因，就骨髓纤维化（myelofibrosis，MF）来说，分为原发性 MF 和继发性 MF；若根据起病的缓急和病程的长短，还可分为慢性型 MF 和急性型 MF。

（二）按骨髓纤维化的程度分为三期：

1. 全血细胞增生期　骨髓细胞呈程度不一的增生，以巨核细胞最明显，网状纤维增多，但尚不影响骨髓的正常结构。造血细胞占70%以上。

2. 骨髓萎缩与纤维化期　纤维组织增生突出，占骨髓的40%～60%，造血细胞占30%，骨小梁增多、增粗，与骨髓相邻部位有新骨形成。各个散在的造血区域被由网状纤维、胶原纤维、浆细胞和基质细胞所形成的平行束状或螺旋状物质分隔。

3. 骨髓纤维化和骨质硬化期　为骨髓纤维化终末期。以骨质和骨小梁增生为主，占骨髓的30%。纤维及骨质硬化组织均显著增生，髓腔狭窄，除巨核细胞仍可见外，其他系造血细胞显著减少。

三、鉴别诊断

1. 继发性骨髓纤维化　有明显病因，多见于恶性肿瘤、感染（主要是结核）、暴露于某些毒物和电离辐射后、骨髓转移瘤所致者，一般病程短，脾略大，骨髓中可找到瘤细胞，部分可找到原发病灶，纤维化也较局限。

2. 与 CML、PV 等其他各类骨髓增生性疾病相鉴别，详见表5。

表 5　各类骨髓增生性疾病鉴别诊断

	PT	PV	CML	MF
临床表现	出血为主，有血栓症状	高血容量综合征、栓塞	贫血、出血为主	贫血
脾大	轻至中度	轻至中度	中至重度	中至重度
红细胞计数（$\times 10^{12}/L$）	轻度升高	>6.0	正常或偏低	低于正常
粒细胞计数（$\times 10^9/L$）	<50	<50	>50	10~20
血小板计数（$\times 10^9/L$）	显著增高	正常或增多	正常或增多	常减少
其他	异形血小板		幼稚粒细胞	外周血幼红、幼粒细胞、泪滴状红细胞
中性粒细胞碱性磷酸酶积分（NAP）	大多增高	增高	降低	增高
骨髓象	巨核细胞系增生为主，可见幼巨核细胞增多	红细胞系增生为主	粒细胞系增生为主，可见各阶段粒细胞	增生减低，活检可见纤维化
病程中骨髓纤维化	常发生	常发生	少数发生	全部发生
转成急性粒细胞白血病	极少	5%~30%	80%	5%~20%
髓外化生	极少或晚期	20%	少	常见
Ph[1] 染色体和（或）bcr-abl	少数阳性	不定	阳性	阴性
中位生存期	>10~15 年	10~15 年	3~4 年	5 年

治疗计划

一、治疗原则

目前尚无特异疗法。如患者无症状，血象基本正常时不需治疗。治疗方法必须根据患者的临床及血液学改变而定。主要改善贫血及巨脾引起的压迫症状。

二、治疗方法

1. 纠正贫血　严重贫血可输红细胞，要求血细胞比容保持在0.25以上。红细胞生成素水平低者可用人重组 EPO。雄激素等可加速幼红细胞的成熟与释放，但改善贫血效果不肯定。如合并溶血，可用较大剂量泼尼松，病情稳定后逐渐减量，用小剂量维持。

2. 化学治疗　适用于白细胞和血小板明显增多、有显著脾大而骨髓造血障碍不很明显时，可用烷化剂治疗。可选择小剂量白消安，剂量 2~4mg/d，连续 3~4 周后改用维持量。亦可试用羟基脲和高三尖杉碱。

3. 干扰素　干扰素 α 和 γ 对 MF 有血小板增多者疗效较好。剂量为 300 万~500 万单位/次，皮下注射，一周 3 次。

4. 脾切除　适应证：①巨脾有明显压迫症状或脾梗死疼痛不止者；②严重溶血性贫血；③血小板明显减少伴出血；④门脉高压并发食道静脉曲张破裂出血。切脾后有使肝迅速增大或血小板增多、加重血栓形成可能，因而应权衡利弊，慎重考虑。

5. 维生素 D3　维生素 D3 的活性代谢物是钙三醇，前体是 1,25-二羟基胆钙化醇，有抑制巨核细胞增殖，并诱导髓细胞向单核及巨噬细胞转化的作用。个别病例有效。

6. 骨髓移植　有个别成功病例报道，确切效果尚需观察。

三、住院医嘱

1. 长期医嘱

✦ 内科二级护理

✦ 普食

✦ 干扰素 300 万单位，ih，qod

✦ 骨化三醇 0.25μg，po，bid

+ 羟基脲 0.5g～1g，po，tid（白细胞或血小板增多）

2. 临时医嘱

+ 血常规

+ 红细胞形态

+ 网织红细胞计数

+ 蛋白电泳

+ 血尿酸、钙离子测定

+ 中性粒细胞碱性磷酸酶测定

+ 血小板聚集试验

+ 骨髓穿刺（骨髓细胞学检查，组化及铁染色）

+ 染色体检测、bcr-abl基因检测

+ 骨髓活检

+ 肝、脾B超

+ 肝、脾、淋巴结活检（必要时）

+ 颅骨、脊柱、肋骨、骨盆拍片

+ 根据血常规结果输注红细胞、血小板

病程观察

一、病情观察

国内疗效标准：

1. 好转　临床无症状，脾缩小达1/2或以上；血细胞数达正常范围，无幼稚粒、幼稚红细胞；骨髓增生程度正常。

2. 进步　临床症状有明显改善；脾较治疗前缩小，但未达到1/2；血细胞至少一项达正常范围，幼稚粒、幼稚红细胞较治疗前减少1/2或以上。

3. 无效　未达到进步标准者。

二、疗效分析及处理

目前尚缺乏治疗骨髓纤维化的有效措施。治疗应根据骨髓纤维组织的病变程度及临床表现，给予相应适当的治疗。如纤维化早期、周围血细胞多的病例可采用骨髓抑制药；若广泛纤维化、外周血细胞贫乏则不可采用该法，而应以支持和其他方法治疗。有8%～20%的患者最后演变为急性白血病，遂按照急性白血病进行治疗，其疗效较普通急性白血病差。

住院小结

一、确定诊断

骨髓干抽，巨脾，外周血出现幼红、幼粒细胞及泪滴状红细胞，NAP 增高，除外继发的骨髓纤维化，骨髓活检见大量纤维组织增生，可明确诊断。

二、预后

本病进展缓慢。病程长短不一，中位数生存期 2～5 年不等，少数可生存 10 年以上。常见的死因为严重的贫血、感染、心力衰竭和出血，约 20％患者最后可转化为急性粒细胞白血病。急性型病情进展迅速，病情多不超过 1 年。

三、出院医嘱

1. 适时增减衣物，注意保暖。预防感冒或感染。

2. 定期门诊复查血常规，严重贫血输注浓缩红细胞。

3. 若输血过于频繁，铁负荷过重，应口服铁螯合剂。

病例教学

病历摘要

患者，女，14 岁，进行性全身皮肤、黏膜苍白 13 年，加重伴有下肢水肿 8 天。查体：体温 38℃，心率 102 次/分，慢性病容，皮肤黏膜苍白，未见皮疹及出血点，无黄染。浅表淋巴结未触及，胸骨及四肢长骨无明显压痛，双肺呼吸音粗，心界向两侧扩大；肝肋下 2cm，边缘钝，无触痛；脾大，超过脐水平 5cm，表面光滑，质硬，触痛不明显。腹水征阴性，双下肢轻度水肿。血常规：WBC 2.9×10^9/L，Hb 26g/L，PLT 60×10^9/L，RET 0.66。外周血出现幼红、幼粒及泪滴状红细胞。

问题

1. 还需要进行什么检查？

2. 如果骨穿为"干抽"，应接受何种检查？

3. 诊断明确后，应如何处理？

答案

1. **学习目的：列出疑似骨髓纤维化患者的适当检查。**

患者有巨脾、外周血出现幼红、幼粒及泪滴状红细胞，应进一步查 NAP 及骨髓检查。

2. 学习目的：重视骨髓活检对于此病诊断的必要性。

骨髓"干抽"和有核细胞明显减少者，应及早行骨髓活检，以期早日确诊。

3. 学习目的：了解骨髓纤维化患者的治疗原则。

治疗方法需依据患者的临床及血液学改变而定。主要改善贫血及巨脾引起的压迫症状。

第六节　传染性单核细胞增多症

概述

传染性单核细胞增多症（infectious mononucleosis）是由 EB 病毒（EBV）所致的急性自限性传染病。其临床特征为发热，咽喉炎，淋巴结肿大，外周血淋巴细胞显著增多并出现异常淋巴细胞，嗜异性凝集试验阳性，感染后体内出现抗 EBV 抗体。带毒者及患者为本病的传染源。经口鼻密切接触为主要传播途径，也可经飞沫及输血传播。本病多见于儿童及青少年，性别差异不大，6 岁以下儿童多呈隐性或轻型感染，15 岁以上感染后多出现典型症状。

入院评估

一、病史询问要点

（一）流行病学资料

当地流行状况，是否曾赴流行地区出差旅游。周围有无类似患者。

（二）起病因素

潜伏期 5～15 天，一般为 9～11 天。起病急缓不一。约 40% 患者有前驱症状，历时 4～5 天，如乏力、头痛、食欲缺乏、恶心、稀便、畏寒等。

（三）主要症状

1. 发热　高低不一，多在 38～40℃ 之间。热型不定。可伴有寒战和多汗。

2. 咽痛

3. 淋巴结肿大　颈淋巴结肿大最为常见，腋下及腹股沟部次之。

4. 肝、脾大　肝功能异常，少数患者可出现黄疸。

5. 皮疹

6. 神经系统症状　见于少数严重的病例。可表现为无菌性脑膜炎，脑炎及周围神经根炎等。90%以上的患者可恢复。

二、体格检查要点

1. 咽部体征　咽部充血，少数患者咽部有溃疡及伪膜形成，可见出血点。

2. 淋巴结肿大　颈淋巴结肿大最为常见，腋下及腹股沟部次之。直径1~4cm，质地中等硬，分散，无明显压痛，不化脓、双侧不对称等为其特点。

3. 肝、脾大

4. 皮疹　多形性皮疹，为淡红色斑丘疹，亦可有麻疹样、猩红热样、荨麻疹样皮疹，多见于躯干部。

三、门诊资料分析

1. 血常规　病初起时白细胞计数可以正常。发病后10~12天白细胞总数常有升高。血小板计数可减少。

2. 血分片　淋巴细胞比例增高，异常淋巴细胞超过10%。

四、继续检查项目

1. 嗜异性凝集试验　嗜异性凝集素效价从1：50~1：224均具有临床价值，一般认为其效价在1：80以上具诊断价值。若逐周测定效价上升4倍以上，则意义更大。

2. EB病毒抗体测定

3. 肝功能　部分患者肝受累，ALT、AST轻至中度增高，黄疸增高者少见。

五、门诊医嘱

1. 血常规＋血分片

2. 肝、肾功能

3. 注意休息，阿昔洛韦抗病毒治疗

病情分析

一、基本诊断

（一）临床表现

1. 发热

2. 咽炎

3. 淋巴结肿大

4. 肝、脾大

5. 皮疹

（二）实验室检查

1. 淋巴细胞比例增多，异型淋巴细胞超过 10%

2. 嗜异凝集试验阳性

3. 抗 EBV 抗体 VCA-IgM 阳性

（三）除外传单综合征

周围血中出现异型淋巴细胞，但嗜异凝集试验阴性。具备上述"（一）"中任何 3 项，"（二）"中任何 2 项，再加"（三）"可确诊。

二、鉴别诊断

1. 巨细胞病毒病　临床表现酷似本病，该病肝、脾大是由于病毒对靶器官细胞的作用所致，传染性单核细胞增多症则与淋巴细胞增殖有关。巨细胞病毒病中咽痛和颈淋巴结肿大较少见，血清中无嗜异性凝集素及 EB 病毒抗体，确诊有赖于病毒分离及特异性抗体测定。

2. 急性淋巴细胞性白血病　骨髓细胞学检查有确诊价值。

3. 急性感染性淋巴细胞增多症　多见于幼儿，大多有上呼吸道症状，淋巴结肿大少见，无脾大；白细胞总数增多，主要为成熟淋巴细胞，异常血象可维持 4～5 周；嗜异性凝集试验阴性，血清中无 EBV 抗体出现。

此外本病尚应与甲型病毒性肝炎和链球菌所致的渗出性扁桃体炎鉴别。

三、并发症

1. 呼吸系统并发症　约 30% 患者可并发咽部细菌感染。5% 左右患者可出现间质性肺炎。

2. 泌尿系统并发症 部分患者可出现水肿、蛋白尿、尿中管型及血尿素氮增高等类似肾炎的变化，病变多为可逆性。

3. 心血管系统并发症 并发心肌炎者约占 6%，心电图示 T 波倒置、低平及 P-R 间期延长。

4. 神经系统并发症 可出现脑膜炎、脑膜脑炎、周围神经病变，发生率约为 1%。

5. 其他并发症 脾破裂、溶血性贫血、胃肠道出血、腮腺肿大等。

治疗计划

一、治疗原则

本病无特异性治疗，以对症治疗为主，患者大多能自愈。

二、治疗方法

1. 急性期应卧床休息。

2. 阿昔洛韦及其他抗病毒药物（添加具体使用方法）

3. 抗生素 当并发细菌感染时，如咽部、扁桃体的 β-溶血性链球菌感染可选用青霉素 G、红霉素等抗生素，有人认为使用甲硝唑或克林霉素也有一定效果。

4. 肾上腺皮质激素 用于重症患者，如咽部、喉头有严重水肿，出现神经系统并发症、血小板减少性紫癜、心肌炎、心包炎等，可改善症状，消除炎症。但一般病例不宜采用。

三、住院医嘱

1. 长期医嘱

+ 内科二级护理

+ 普食

+ 维生素 C 0.1g，po，tid

+ 阿昔洛韦 0.25g，iv gtt，q8h

+ 根据肝功能情况加用保肝治疗，如合并细菌感染加用抗生素

2. 临时医嘱

+ 血常规＋血分片

+ 嗜异性凝集试验

+ EBV 抗体

+ 肝、肾功能及电解质

+ 骨髓穿刺
+ 胸部 X 线片
+ 肝、脾、腹膜后淋巴结 B 超

病程观察

一、病情观察

1. 治愈　症状和体征消失；血象与肝功能等实验室检查恢复正常（血清抗 EBV 特异性抗体除外）；并发症治愈；观察一个月无复发。

2. 好转　症状和体征好转；血象与肝功能等实验室检查好转；并发症好转或治愈。

3. 无效　症状与体征无好转或恶化；血象与肝功能等实验室检查无好转或恶化；并发症发生或恶化。

二、疗效分析及处理

目前尚无本病统一的疗效标准。

住院小结

一、确定诊断

以临床症状、典型血象以及阳性嗜异性凝集试验为主要依据，尤以后二者较为重要。当出现流行时，流行病学资料有重大参考价值。

二、预后

本病预后大多良好。病程一般为 1～2 周，但可有复发。部分患者低热、淋巴结肿大、乏力、病后软弱可持续数周或数月。极个别者病程迁延达数年之久。本病病死率为 1‰～2‰，死因为脾破裂、脑膜炎、心肌炎等。有先天性免疫缺陷者感染本病后，病情迅速恶化而死亡。

三、出院医嘱

注意休息，定期复查血常规、血分片和心、肝、肾功能。

病例教学

病历摘要

患者，男，5 岁，因发热 10 天，无咳嗽、流涕，时有咽痛及四肢关节疼痛就诊。查体：体温 38.9℃，无皮疹，双侧颈部及双侧腋窝各触及黄豆大至花生米大淋巴结，咽部充血，扁桃体Ⅱ度肿大。心肺检查未见异常。肝肋下 2.5cm，质中，无触痛；脾肋下 2cm，质中，无触痛。四肢关节未见异常。

问题

1. 引起患者发热的可能原因是什么？
2. 应该注意哪些体征？
3. 还需要做何种检查？
4. 诊断明确后采取何种处理措施？

答案

1. **学习目的：需要鉴别诊断的疾病。**

发病早期患者常表现为发热、咽峡炎，因体征少，临床表现无特异性，临床医生常考虑上呼吸道感染，尤其是化脓性扁桃体炎。原因主要为该病早期表现为上呼吸道感染症状，而其他表现较轻或主要症状偏少，且异常淋巴细胞一般在发病 4~5 天开始升高，2~3 周达高峰。忽略肝、脾、淋巴结查体，未及时观察肝功能变化。

2. **学习目的：了解该病的体征。**

肝、脾、淋巴结肿大。

3. **学习目的：了解该病的特异性检查。**

及时进行血常规、血分片，嗜异凝集试验，抗 EBV 抗体检查。如血常规白细胞升高，分类中淋巴细胞升高者应查异型淋巴细胞计数，必要时动态观察，并及时进行特异性抗体检测。

4. **学习目的：根据临床表现选择适当的治疗。**

采用抗病毒及对症治疗。对肝功能异常、心酶升高者辅以护肝及营养心肌治疗。血小板低下则予以丙种球蛋白治疗。

第七节 恶性淋巴瘤

概述

恶性淋巴瘤（lymphoma）是一组源于血液淋巴系统的恶性肿瘤，其发生大多与免疫应答过程中淋巴细胞增殖分化产生的某种免疫细胞恶变有关，按组织病理学改变，可分为霍奇金淋巴瘤（Hodgkin lymphoma，HL）和非霍奇金淋巴瘤（non Hodgkin lymphoma，NHL）两大类。其发病率约为 5/10 万人，但近些年发病呈上升趋势。恶性淋巴瘤的病因不详，遗传、病毒和环境等共同组成了其致病因素。

入院评估

一、病史采集要点

1. 无痛性进行性淋巴结肿大　为本病的主要临床症状。包括浅表淋巴结肿大或形成结节、肿块；体内深部淋巴结肿大及引起的浸润、压迫、梗阻或组织破坏而致的相应症状。

2. 结外组织和器官受累

①结外病灶以咽环最为常见，表现为腭扁桃体肿大或咽部肿块。

②胃肠道黏膜下淋巴组织可受累，表现为消化道溃疡或出血。

③肝受累时可表现为肝大、黄疸。

④骨髓受累可致贫血、血小板减少、类白血病反应等。

⑤骨骼受累可表现为骨痛、骨质破坏、甚至病理性骨折。

⑥颅内受侵犯可有头痛、视力障碍以及压迫神经末梢、瘫痪等。

3. 全身症状　表现为发热、盗汗和体重下降（半年内体重下降 10%）。

二、体格检查要点

1. 注意全身皮肤、黏膜情况，有无皮疹、出血等。

2. 全身浅表淋巴结大小、质地、活动度、有无触痛及粘连，表面皮肤情况。

3. 脏器受累或压迫表现，如肝/脾大、肢体活动障碍等。

三、门诊资料分析

1. 血常规　骨髓未受累的患者多无异常。

2. 影像学检查　发现肿大的深部淋巴结及脏器受累或受压情况。

3. 淋巴结穿刺或活检病理检查　根据病理结果可初步诊断为恶性淋巴瘤。

四、继续检查项目

1. 血、尿、便三大常规检查　血红蛋白水平是滤泡淋巴瘤国际预后指数的一项重要参数，白细胞及血小板水平对化疗药物的选择有重要参考意义。便潜血的存在不仅提示淋巴瘤的肠道累及，也应明确是否同时合并上消化道溃疡等疾患，以在化疗中酌情应用肾上腺皮质激素。

2. 血生化　判断患者的重要脏器功能，血清 LDL 的高低与原发病的预后相关，尿酸水平的升高应警惕化疗后肿瘤溶解综合征肾损害的风险。

3. 骨髓穿刺和活检　判断是否存在淋巴瘤的骨髓累及。

4. CT 或 PET－CT 检查　明确淋巴瘤累及部位。PET－CT 检查不仅可判断病变部位而且可区分出病变部位的活性如何，尤其有助于疗效分析，但价格昂贵，不列为常规检查。

5. 淋巴结或组织学活检标本　进一步行免疫组化及遗传学等检查，明确淋巴瘤分型。

6. 其他　消化道造影、胃镜、各种肠镜等有助于发现淋巴瘤的消化道累及。头颅磁共振检查和腰穿脑脊液检查等有助于发现神经系统累及。

病情分析

一、初步诊断

恶性淋巴瘤的诊断必须依赖病理诊断。淋巴结活检是最常用的手段。完整的淋巴结活检是保证正确病理诊断的基础，在初次活检时多主张手术切除而非细针穿刺。在部位选择方面，首先考虑质韧的淋巴结、受炎症因素影响小的部位。

二、鉴别诊断

1. 局部淋巴结肿大的淋巴瘤　需与淋巴结炎和恶性肿瘤转移鉴别。

2. 以发热为主要表现的淋巴瘤　需与结核病、败血症、结缔组织病、坏死性淋巴结炎和恶性组织细胞病等鉴别。

3. 结外淋巴瘤　需与相应器官的其他恶性肿瘤相鉴别。

三、临床分类

恶性淋巴瘤根据组织病理学改变，可分为 HL 和 NHL 两大类。

依据 WHO 分类，HL 分为结节性淋巴细胞为主型和经典型两类，后者包括结节硬化型、混合细胞型、淋巴细胞消减型和富于淋巴细胞型。

　　NHL 分类较复杂，主要分为 B 细胞和 T/NK 细胞两大类，具体又可分为不同亚型（表 6）。根据肿瘤细胞的生物学特性、临床特征、进展快慢和自然病程等因素，又可将 NHL 分为惰性、侵袭性和高度侵袭性三大类（表 7）。

表 6　NHL 的 WHO 分类

B 细胞肿瘤	T/NK 细胞肿瘤
前体 B 细胞肿瘤	前体 T 细胞肿瘤
前体 B 淋巴母细胞性白血病和（或）淋巴瘤	前体 T 淋巴母细胞淋巴瘤和（或）白血病
成熟 B 细胞肿瘤	芽殖产孢的 NK 细胞淋巴瘤
慢性淋巴细胞白血病和（或）小淋巴细胞淋巴瘤	成熟（外周）T 细胞和（或）NK 细胞肿瘤
B 细胞幼淋巴细胞白血病	T 细胞幼淋巴细胞白血病
淋巴浆细胞样淋巴瘤	T 细胞颗粒淋巴细胞白血病
脾边缘带 B 细胞淋巴瘤	侵袭性 NK 细胞白血病
毛细胞白血病	成人 T 细胞淋巴瘤和（或）白血病
浆细胞骨髓瘤和（或）浆细胞瘤	结外 NK 和（或）T 细胞淋巴瘤，鼻型
结外黏膜相关淋巴瘤	肠病型 T 细胞淋巴瘤
结内边缘带 B 细胞淋巴瘤	肝脾型 T 细胞淋巴瘤
滤泡性淋巴瘤	皮下脂膜炎样 T 细胞淋巴瘤
套细胞淋巴瘤	蕈样霉菌病和（或）Sezary 综合征
弥漫性大 B 细胞淋巴瘤	原发皮肤型间变性大细胞淋巴瘤
纵隔大 B 细胞淋巴瘤	周围 T 细胞淋巴瘤，非特指型
血管内大 B 细胞淋巴瘤	血管免疫母细胞性 T 细胞淋巴瘤
原发渗出性淋巴瘤	原发系统型间变性大细胞淋巴瘤
Burkitt 淋巴瘤和（或）白血病	恶性潜能未定的 B 细胞增生性疾病
恶性潜能未定的 B 细胞增生性疾病	淋巴瘤样丘疹病
淋巴瘤样肉芽肿	
移植后淋巴增生性病变	

表 7　NHL 侵袭程度分类

	B 细胞肿瘤	T/NK 细胞肿瘤
惰性	慢性淋巴细胞白血病和（或）小淋巴细胞淋巴瘤	蕈样霉菌病和（或）Sezary 综合征
	淋巴浆细胞样淋巴瘤	T 细胞颗粒淋巴细胞白血病
	滤泡性淋巴瘤（Ⅰ、Ⅱ级）	
	结外黏膜相关淋巴瘤	
	毛细胞白血病	
侵袭性	滤泡性淋巴瘤（Ⅲ级）	外周 T 细胞淋巴瘤，非特指型
	套细胞淋巴瘤	血管免疫母细胞性 T 细胞淋巴瘤
	弥漫性大 B 细胞淋巴瘤	结外 NK/T 细胞淋巴瘤，鼻型
	浆细胞骨髓瘤和（或）浆细胞瘤	原发系统型间变性大细胞淋巴瘤
		肠病型 T 细胞淋巴瘤
		皮下脂膜炎样 T 细胞淋巴瘤
		成人 T 细胞白血病（急性）
高度侵袭性	前体 B 淋巴母细胞性白血病	前体 T 淋巴母细胞性白血病
	Burkitt 淋巴瘤	

四、临床分期

HL 临床分期采用 Ann Arbor 分期（表 8）。

NHL 临床上常用的分期依然是 Ann Arbor 分期，但该分期与临床预后的相关性不如 HL，而且 NHL 是一系统性疾病，其发病部位呈"跳跃式"，难以适于 Ann Arbor 分期，所以目前更主张以国际预后指数（IPI）（表 9）来判断患者的疾病程度。

表 8　Ann Arbor 分期

分期	依据
Ⅰ	病变仅限于 1 个淋巴结区（Ⅰ）或单个结外器官局部受累（ⅠE）
Ⅱ	病变累及横膈同侧两个或更多的淋巴结区（Ⅱ），或病变局限侵犯淋巴结以外器官及横膈同侧 1 个以上淋巴结区（ⅡE）
Ⅲ	横膈上下均有淋巴结病变（Ⅲ）。可伴脾累及（ⅢS）、结外器官局部受累（ⅢE），或脾与局限性结外器官受累（ⅢES）。
Ⅳ	1 个或多个结外器官受到广泛性或播散性侵犯，伴或不伴淋巴结肿大。肝或骨髓只要受到累及均属Ⅳ期。

每个临床分期根据有无全身症状分为两组：无症状者为 A，有症状者为 B。

全身症状包括：①发热 38℃以上，连续 3 天以上，且无感染原因；②6 个月内体重减轻 10%以上；③盗汗，即入睡后出汗。

表 9　国际预后指数（IPI）

相关因素	预后好	预后不良
年龄	＜60 岁	＞60 岁
分期	Ⅰ、Ⅱ期	Ⅲ、Ⅳ期
结外侵犯部位数	0、1	＞1
体能分级（ECOG 标准）	0、1	2、3、4
LDH	正常	不正常

预后分级（每个不良因素为 1 分）：低危，0~1 分；低中危，2 分；高中危，3 分；高危，4~5 分。

治疗计划

一、治疗原则

1. HL 患者根据分期采用单纯放射治疗或联合化疗＋局部照射治疗。

2. NHL 为全身性疾病，除少数局限性惰性 NHL 可采用局部放疗外，多数患者应以联合化疗为主。

二、治疗方法

（一）HL

1. ⅠA 或 ⅡA 期患者采用扩大照射　膈上用斗篷式，膈下用倒 "Y" 字式。

2. ⅠB、ⅡB、ⅢA、ⅢB、Ⅳ 期患者　采用联合化疗＋局部放疗。常用的化疗方案为 ABVD 方案，该方案对生育功能影响小，不引起继发性肿瘤。

3. 维持治疗　目前认为缓解后维持治疗不延长生存期，而且增加化疗毒性并抑制免疫功能，故主张 ABVD 方案缓解后巩固 2 个疗程（不少于 6 个疗程）即结束治疗。

4. 难治或复发患者　可考虑大剂量化疗或自体造血干细胞移植。

（二）NHL

NHL 分类较多，不同类型的 NHL 其生物学行为亦不同，临床的转归也不一致。治疗的选择应根据肿瘤的侵袭程度、分期和患者的耐受性综合考虑。

1. 惰性 NHL　该类肿瘤进展较慢，放化疗有效，但不易获得完全缓解。通常只有在出现症状时才进行治疗，而且治疗的目的是改善生活质量，而不求治愈。常用的治疗方案如下：

①苯丁酸氮芥或环磷酰胺单药口服

②联合化疗：COP 方案（环磷酰胺＋长春新碱＋泼尼松）、CHOP 方案（环磷酰胺＋长春新碱＋阿霉素＋泼尼松）或 FC 方案（氟达拉滨＋环磷酰胺）。

③单克隆抗体：表达 CD20 的患者可选择利妥昔单抗联合 CHOP 方案化疗，与单用化疗相比生存情况明显改善。

④造血干细胞移植：适合移植者，尤其是化疗敏感的年轻复发患者，可以考虑高剂量化疗后的自体造血干细胞移植或异基因造血干细胞移植。

⑤抗幽门螺杆菌药物：胃 MALT 淋巴瘤经抗 HP 治疗后部分患者症状改善，淋巴瘤消失。

⑥干扰素：对蕈样霉菌病和滤泡性小裂细胞型有部分缓解作用。

2. 侵袭性 NHL　不论分期均应以化疗为主，对化疗残留肿块、局部巨大肿块或中枢神经系统累及者，可行局部放疗扩大照射作为化疗的补充。

（1）化疗

①CHOP 方案：该方案为侵袭性 NHL 的标准治疗方案。2～3 周为 1 疗程。与其他化疗方案比较，疗效高而毒性较低。如果 4 个疗程不缓解，应改变化疗方案。完全缓解后巩固 2 个疗程（不少于 6 个疗程）就可结束治疗。

②其他：EPOCH 方案（依托泊苷＋环磷酰胺＋长春新碱＋阿霉素＋泼尼松）、HyperCVAD 方案（环磷酰胺＋长春新碱＋阿霉素＋地塞米松＋甲氨蝶呤＋阿糖胞苷）、ESHAP 方案（依托泊苷＋顺铂＋甲泼尼龙＋阿糖胞苷）等较 CHOP 方案更为强烈，可提高缓解率，对部分难治或复发患者有效，但毒性大，对老年及脏器功能受损者慎用。

（2）单克隆抗体：凡 CD20 阳性的 B 细胞淋巴瘤可用 CD20 单抗治疗。与上述化疗方案联合应用可提高 CR 率并可延长无病生存时间。

（3）造血干细胞移植

①对于 55 岁以下、重要脏器功能正常，如属缓解期短、难治或复发的侵袭性 NHL，4 个疗程 CHOP 方案能使淋巴结缩小超过 3/4 者，可考虑全淋巴结放疗及大剂量联合化疗后行异基因或自体造血干细胞移植。

②对于血管免疫母细胞性 T 细胞淋巴瘤、套细胞淋巴瘤和 Burkitt 淋巴瘤，如不为化疗所缓解，应行异基因造血干细胞移植，通过移植物抗淋巴瘤作用清除微小残留病灶。

出院小结

一、疗效判断

国际工作组标准（IWC）是目前采用较多的标准（表 10）。

表 10　国际工作组标准（IWC）

疗效分类	体检	淋巴结	淋巴结肿块	骨髓
完全缓解（CR）	正常	正常	正常	正常
不确定的完全缓解（CRu）	正常	正常	正常	无法确定

续表

疗效分类	体检	淋巴结	淋巴结肿块	骨髓
部分缓解（PR）	正常	正常	缩小≥50%	正常或无法确定
	正常	正常	正常	阳性
	正常	缩小≥50%	缩小≥50%	无关
	肝、脾缩小	缩小≥50%	缩小≥50%	无关
复发和进展	肝、脾大	新出现或增加	新出现或增加	重新出现

二、预后评估

HL 已成为化疗可治愈的肿瘤之一，淋巴细胞为主型预后最好，其次是结节硬化型，混合细胞型较差，而淋巴细胞消减型最差。

NHL 根据 IPI 及治疗反应评估预后。年龄大于 60 岁、分期为Ⅲ期或Ⅳ期、结外病变 2 处以上、需要卧床或生活需要别人照顾、血清 LDH 升高的患者预后不良。治疗反应差者预后不良。

三、随访

NHL 复发多在治疗后的 2～3 年内。停止化疗后，前 2 年内每 2～3 个月随访 1 次，第 3 年每 6 个月 1 次，以后每年 1 次至随访 5 年。检查项目包括体格检查、血生化检查（血常规、肝/肾功能、血 LDH 等）和影像学检查等。

四、出院医嘱（初始化疗期间）

1. 注意休息，避免劳累、感染。

2. 每周复查血常规及肝肾功能。

3. 按时巩固化疗。

病例教学

病历摘要

患者，女性，65 岁，主因反复发热伴颈部淋巴结肿大 1 个月入院。患者 1 个月前无诱因出现发热，体温最高 39.3℃，无畏寒、寒战、盗汗，无咳嗽、咳痰等不适；伴双侧颈部数个淋巴结肿大，直径 2～3cm，质硬，活动差，无压痛。1 周前行左颈部淋巴结活检，病理结果为弥漫性大 B 细胞淋巴瘤。免疫组化：CD20、CD79a 和 Mum-1 阳性，CD10、Bcl-6、Bcl-2、CD3 阴性，Ki-67 80%。近 1 月患者体重下降 10kg。既往长期吸烟，有慢性支气管炎病史。体格检查：T39.0℃，BP135/85mmHg，需卧床休息，但每日卧床时间小于 50%（ECOG＝2 分）。双颈部、腋下、腹股沟多发肿大淋巴结，直径 1～4cm，质地硬，无压痛。双侧扁桃体不大，胸骨无压痛，双肺呼吸音清，未闻及干、湿啰音。心率 98 次/分，律齐，未闻及杂音。腹软，无压痛，肝、脾肋下未及。双下肢不肿。辅助检查：血常规：WBC 10.0×10⁹/L，Hb 120g/L，PLT 243×10⁹/L。生化：ALT 34U/L，AST 25U/L，Tbil 13.6μmol/L，Dbil 6.5μmol/L，Cr 70μmol/L，BUN 5.4mmol/L，LDH 425U/L。HbsAg 阴性。心电图正常。骨髓活检：骨髓组织中可见成片异形淋巴细胞浸润，CD20 阳性，CD3 阴性。颈部、胸部、腹盆腔 CT：双侧颈部、腋下、双肺门和纵隔、腹膜后多发淋巴结肿大。

问题

1. 在治疗前需要进一步完善哪些相关检查？
2. 该患者完整的疾病诊断是什么？
3. 如何制订治疗策略？

答案

1. 学习目的：掌握恶性淋巴瘤诊断、分期的相关检查。

首先，需核实病理结果的准确性，确定标本为切除活检而非针刺活检或涂片，免疫组化结果合理可靠。其次，完善患者分期及 IPI 评分所需要的相关检查。该患者若经济条件允许，可行 PET 检查。最后，评价全身重要脏器功能，为制订治疗方案做准备。该患者年龄大于 60 岁、长期吸烟、有慢性支气管炎病史，需进一步完善肺功能、动脉血气分析、心脏超声等检查，评价心、肺功能。

2. 学习目的：掌握恶性淋巴瘤正确完整的诊断方法。

依照 Ann Arbor 分期，患者分期为ⅣB（有骨髓受累；发热和体重下降等 B 症状）。IPI 评分为 4 分（年龄大于 60 岁，ECOG＝2，

LDH 高和Ⅳ期）。故该患者完整诊断为：NHL（弥漫大 B 细胞型，分期ⅣB，IPI 4 分）。

3. 学习目的：**掌握恶性淋巴瘤的治疗原则。**

该患者为高危的老年 DLBCL 患者，属于侵袭性淋巴瘤，若评价后脏器功能无明显异常，治疗首选化疗。化疗方案首选 R-CHOP 方案，若患者经济情况不允许，也可选择 CHOP 方案。治疗 4 个疗程后评估疗效，若达到 CR，继续巩固 2 个疗程后停化疗，门诊随诊；若达到 PR，继续给予 4 个疗程化疗后在评估，若达 CR 则停化疗随诊；若仍未达 CR 或在治疗期间疾病进展，则考虑给予挽救性治疗。

第八节　多发性骨髓瘤

概述

多发性骨髓瘤（multiple myeloma，MM）是恶性浆细胞病中最为常见的一种类型，以骨髓中浆细胞恶性克隆性增生、血清或尿液中出现单克隆免疫球蛋白或其成分（M 蛋白）、正常免疫球蛋白受到抑制以及广泛溶骨病变和（或）骨质疏松为特征，占所有恶性肿瘤的 1%，造血系统肿瘤的 10%。近年来，随着人口的老龄化，MM 发病率有增多趋势。我国 MM 发病率约为 1/10 万，低于西方工业发达国家（约 4/10 万）。发病年龄大多在 50～60 岁之间，40 岁以下者较少见，男女之比为 3∶2.

入院评估

一、病史采集要点

1. 多数 MM 患者慢性起病，早期无症状，随着疾病的进展出现临床症状。

2. 骨髓瘤细胞对骨髓和骨髓外组织的浸润引起的症状

① 骨痛、骨骼肿瘤和病理性骨折

② 贫血

③ 髓外浸润：以肝、脾、淋巴结和肾为多见

3. M 蛋白增多引起的症状

① 发热和感染

② 肾功能损害

③ 神经症状：如肌无力、肢体麻木和痛性感觉迟钝等

④ 高黏滞血症：如头晕、眩晕、眼花、耳鸣等

⑤ 淀粉样变性

⑥ 出血倾向

二、体格检查要点

① 注意有无贫血貌及出血倾向，如皮肤、黏膜出血点、瘀斑等

② 脏器受累表现：舌肿大、腮腺肿大，肝大、脾大等

③ 神经系统检查

三、门诊资料分析

对于入院前的多发性骨髓瘤患者，多已完善血常规、免疫固定电泳及骨髓细胞学检查，可初步诊断为 MM。入院后需完善分型及分期，明确脏器受累情况。根据患者的分期决定是否需接受治疗及治疗方案。

四、继续检查项目

1. 免疫分型及细胞遗传学检查。

2. 影像学检查：X 线骨骼检查，包括脊柱、骨盆、颅骨、肱骨和股骨，MRI 可能更有帮助。

3. 其他化验检查

① β2-微球蛋白及 C 反应蛋白：是判断疗效和疾病预后的重要指标。

② 血清乳酸脱氢酶：可反映肿瘤负荷的大小，与病情严重程度有关。

③ 高钙血症、高尿酸血症、高氮质血症常见，人血白蛋白常减少。

④ 尿常规及肾功能

⑤ 外周血涂片分类

病情分析

一、初步诊断

诊断 MM 主要标准为：① 骨髓中浆细胞增多大于 30%；

②组织活检证实为骨髓瘤；③血清中有 M 蛋白：IgG＞35g/L，IgA＞20g/L 或尿本-周蛋白＞1.0g/24h。次要标准为：①骨髓中浆细胞 10％～30％；②血清中有 M 蛋白，但达不到上述标准；③出现溶骨性病变；④其他正常的免疫球蛋白低于正常值的 50％。诊断 MM 至少符合 1 项主要标准和 1 项次要标准，或者至少包括次要标准①和②的三条次要标准。确诊 MM 诊断后应根据免疫固定电泳的结果按 M 蛋白的种类行 MM 分型诊断。

二、鉴别诊断

（一）MM 以外的其他浆细胞病

1. 巨球蛋白血症 因骨髓中浆细胞样淋巴细胞克隆性增生所致，M 蛋白为 IgM，无骨质破坏，与 IgM 型 MM 不同。

2. 意义未明的单克隆免疫球蛋白血症 单克隆免疫球蛋白一般少于 10g/L，且历经数年无变化，既无骨骼病变，骨髓中浆细胞也不增多，血清 β2 微球蛋白正常。个别在多年后转化为骨髓瘤或巨球蛋白血症。

3. 继发性单克隆免疫球蛋白增多症 偶见于慢性肝炎、自身免疫病、B 细胞淋巴瘤和白血病等；这些疾病均无克隆性骨髓瘤细胞增生。

4. 重链病 免疫电泳发现 γ、α 或 μ 重连。

5. 原发性淀粉样变性 病理组织学检查时刚果红染色阳性。

（二）反应性浆细胞增多症

反应性浆细胞增多症可由慢性炎症、伤寒、系统性红斑狼疮、肝硬化、转移癌引起。反应性浆细胞一般不超过 15％且无形态学异常，免疫表型为 $CD38^+$、$CD56^-$ 且不伴有 M 蛋白，IgH 基因重排阴性。

（三）引起骨痛和骨质破坏的疾病

如骨转移癌，老年性骨质疏松症、肾小管酸中毒及甲状旁腺功能亢进症等，因成骨过程活跃，常伴血清碱性磷酸酶升高。如查到原发病变或骨髓涂片找到成堆的癌细胞将有助于鉴别。

三、临床分期

表 11 多发性骨髓瘤的临床分期

分期	Durie - Salmon（DS）分期	ISS 分期
Ⅰ期	符合下列各项：	血清 β2 微球蛋白 ＜ 3.5mg/L
	血红蛋白 ＞ 100g/L	人血白蛋白 ＞ 3.5g/dl
	血钙正常（3mmol/L）	
	X 线骨结构正常（0 期）或	
	仅有孤立的骨浆细胞瘤	
	低 M 蛋白水平	
	IgG ＜ 50g/L	
	IgA ＜ 30g/L	
	本-周蛋白＜4g/24 h	
Ⅱ期	介于Ⅰ期和Ⅲ期之间	介于Ⅰ期和Ⅲ期之间
Ⅲ期	符合下列一项或多项：	血清 β2 微球蛋白 ＞ 5.5 mg/dl
	血红蛋白＜ 85 g/L	
	血钙＞ 3 mmol/L	
	进展期溶骨性病变（3 期）	
	高 M 蛋白水平	
	IgG ＞ 70g/L	
	IgA ＞ 50g/L	
	本-周蛋白 ＞ 12g/24 h	
	亚型	
	A 型　肾功能正常（血肌酐 ＜ 176.8 μmol/L）	
	B 型　肾功能异常（血肌酐 ≥ 176.8 μmol/L）	

治疗计划

一、治疗原则

DS 分期为Ⅰ期的患者或没有明显器官受累及临床表现如高血钙、肾功能不全、贫血和骨质破坏的患者可暂不进行治疗，定期随访。Ⅱ期和Ⅲ期的患者在明确诊断后应进行诱导缓解治疗。对于 65 岁以下，没有明显重要脏器功能衰竭的患者均应该进行自体造血干细胞移植，以延长生存期和提高生活质量。

二、治疗方法

（一）化疗

化疗是缓解病情，延长患者生命的基本措施。

1. 初始治疗常用的化疗方案

① MP 方案（美法仑＋泼尼松）：本病的首选方案，有效率 50%～70%，但完全缓解率不超过 5%。

② VAD 方案（长春新碱＋多柔比星＋地塞米松）：适合于日后准备行自体造血干细胞移植的患者、诊断时肾功能不全的患者以及复发、难治性患者。

③ TD 方案（沙利度胺＋地塞米松）：MM 一线治疗方案，无传统化疗方案所致的骨髓抑制副作用，也不影响日后的干细胞采集。但沙利度胺常引起便秘、嗜睡、眩晕、皮疹等，少数情况下还可导致窦性心动过缓、深静脉血栓等。

④ M2 方案（卡莫司汀＋环磷酰胺＋美法仑＋泼尼松）：国外的一些研究中心报道，其疗效并不优于 MP 方案。

2. 维持治疗　获得完全缓解的患者如继续采用化疗作为维持治疗，并不能有效地延长缓解期和生存期，而且长期应用烷化剂类药物有增加第二肿瘤发生的可能。目前，多数学者不主张达到完全缓解后再进行长期维持治疗，建议 CR 后随访和监测。

3. 复发、难治患者的治疗

① VAD 方案：是目前治疗难治性多发性骨髓瘤的有效方案，有效率为 45%～65%，少数患者可获 CR。

② 硼替佐米：一种蛋白酶体抑制剂，与化疗联合应用有效率可达到 70% 以上；主要毒副作用包括胃肠道反应、血小板减少、乏力、外周神经病变等。

（二）造血干细胞移植

1. 自体造血干细胞移植　一线治疗措施，可显著提高完全缓解率和延长生存期，且移植相关死亡率较低，但如何清除移植物中的骨髓瘤细胞尚需进一步研究探索。

2. 异基因造血干细胞移植　治疗完全缓解率可达 50%～60%，但移植相关死亡率较高。

3. 与移植相关的预后因素　对常规化疗的敏感性、肿瘤负荷的大小、血清 β2 微球蛋白水平等。

（三）并发症的治疗

1. 高钙血症及骨骼并发症　高钙血症轻者可通过补液、利尿得到纠正；急重症患者则需要紧急处理，如血透等。常规情况下可应用双磷酸盐类药物，抑制破骨细胞功能，促进骨盐沉积，降低高血钙。

2. 贫血　轻度贫血可不做处理，严重贫血（Hb＜60g/L）除输血外，存在肾功能不全的患者可采用 EPO 治疗。

3. 肾功能不全　有效降低肿瘤负荷，减少 M 蛋白的产生以及选用肾毒性较小的化疗药物，合理使用利尿剂、积极治疗高钙血症对于预防肾功能不全的发生、发展尤其重要。严重肾功能不全患者应积极行血液透析治疗。

4. 感染　常见的病原菌为细菌，但病毒和真菌的感染也不少见，根据药敏结果给予针对性的抗感染治疗。治疗 MM 使体液免疫及细胞免疫恢复正常为预防感染的关键。

出院小结

一、疗效评价及预后评估

目前多发性骨髓瘤尚无国际统一的疗效评定标准，患者预后与疾病分期及对治疗的反应具有相关性。

二、缓解后治疗

化疗一般持续到达最大反应后两个疗程，随后的治疗需根据患者年龄、一般情况和本人意愿选择，包括观察、维持治疗、自体造血干细胞移植、异基因造血干细胞移植。

三、出院医嘱

1. 注意休息，避免劳累、感染。

2. 每周复查血常规，每 1～2 个月复查骨髓细胞学及免疫固定电泳。

3. 按时巩固化疗。

病例教学

病历摘要

患者，女性，65 岁，退休，患者 3 个月前提重物时突感腰痛，当地医院 X 线片示第一腰椎压缩性骨折，嘱卧床休息，症状无明显改善，并出现胸痛，复查 X 线片示第 2 腰椎、肋骨、锁骨均有骨质破坏。拟诊为骨转移癌转入我院。查体：抬入病房，被动体位，中度贫血貌，皮肤黏膜未见出血点，浅表淋巴结不大。胸骨、锁骨、肋骨有压痛。心律齐，HR100 次/分，各瓣膜区未闻杂音。腹软，肝、脾肋下未及。实验室及辅助检查：血常规：WBC 4.2×10^9/L，RBC 2.5×10^{12}/L，Hb 76g/L，PLT 82×10^9/L。外周血涂片：浆细胞 0.01，晚幼红细胞占 2/100 白细胞。生化：TP 110g/L，ALB 32g/L，GLO 78g/L，Cr 201μmol/L，BUN 11mmol/L。免疫球蛋白：IgG 80g/L，IgA2.0g/L，IgM 0.5g/L。

问题

1. 该患者可能的诊断是什么？需要与哪些疾病鉴别？

2. 还需要完善哪些检查？

3. 该患者应采取哪些治疗？

4. 该患者的预后如何？

答案

1. **学习目的：掌握多发性骨髓瘤的诊断标准及鉴别诊断。**

该患者可能的诊断为多发性骨髓瘤，因患者存在多发骨质破坏，中度贫血，肾功能不全，外周血出现浆细胞，血清球蛋白及 IgG 明显升高。故首先考虑多发性骨髓瘤可能；但需完善相关检查，还需与以下疾病鉴别：反应性浆细胞增多、骨转移癌、尿毒症、慢性肝炎、肝硬化、意义未明的单克隆免疫球蛋白血症等。

2. **学习目的：掌握多发性骨髓瘤确诊及鉴别诊断相关检查。**

免疫固定电泳，骨髓细胞学检查，免疫分型及细胞遗传学检查，X 线骨骼检查（包括脊柱、骨盆、颅骨、肱骨和股骨），β2 微球蛋白及 C 反应蛋白，血清乳酸脱氢酶，血钙、血尿酸，尿常规。

3. **学习目的：掌握多发性骨髓瘤的常规治疗。**

该患者已存在多发骨质破坏且有肾功能不全，故分期为ⅢB 期，宜选择多药联合化疗。可选择的方案有 MP、VAD、M2 等。

4. **学习目的：了解影响患者预后的因素。**

患者预后与疾病分期及对治疗的反应具有相关性。该患者分期为Ⅲ期，故总体预后欠佳。

第 3 章

出血与血栓性疾病

第一节　过敏性紫癜

概述

过敏性紫癜（allergic purpura）是一种常见的血管变态反应性疾病，是机体对某些致敏物质发生变态反应，导致毛细血管脆性及通透性增加，产生皮肤紫癜、黏膜及某些器官出血，以关节炎、腹痛、胃肠道出血及肾炎为主要临床表现。本病常见发病年龄为 4～11 岁，男女之比为 1.4：1，发病有明显季节性，以冬春季多见，夏季较少。该病被认为与机体的免疫状态有关，主要表现为抑制 T 淋巴细胞数量及其功能下降，自然杀伤细胞活性降低，体液免疫处于高反应状态，异常免疫球蛋白分泌增加，抗自身抗体出现，从而导致全身毛细血管出现一系列病理变化和组织器官损害。但本病的发病原因往往很难确定，可能与感染、食物、药物、花粉、寒冷、虫咬、疫苗接种等有关。

入院评估

一、病史询问要点

1. 起病因素　本病多数患者发病前 1～3 周有上呼吸道感染史，发病急。以皮肤紫癜为首发症状，也可早期出现不规则发热、乏力、食欲减退、头痛、腹痛。

2. 主要症状

（1）皮肤症状：大多以皮肤反复出现瘀点、瘀斑为主要表现，常见于下肢及臀部，对称分布、分批出现，瘀点大小不等，呈紫红色，可融合成片或略高出皮肤表面，呈出血性丘疹，可伴轻微痒感。

（2）消化道症状：如恶心、呕吐、呕血、腹泻及黏液便、便血等。其中腹痛最常见（约 50%），位于脐周、下腹或全腹，呈阵发性绞痛，在小儿可因肠壁水肿、肠蠕动紊乱，而诱发肠套叠。

（3）肾表现：病情最为严重，发生率可达 12%～40%。出现血尿、蛋白尿及管型尿，偶见水肿、高血压及肾衰竭等表现，个别严重病例死于尿毒症。

（4）关节症状：因关节部位血管受累出现关节肿胀、疼痛、压痛及功能障碍等表现。多发生于膝、踝、肘、腕等大关节，呈游走性、反复性发作，经数日而愈，不遗留关节畸形。

二、体格检查要点

1. 皮肤紫癜　分布于四肢，尤其是下肢伸侧及臀部，躯干很少受累及。紫癜常成片反复出现，对称性分布，紫癜大小不等，初呈深红色，按之不褪色，略高出皮肤，可互相融合成片形成瘀斑。

2. 腹部查体　发现脐周、下腹或全腹压痛，腹肌紧张及明显肠鸣音亢进。其他包括是否存在关节肿胀、压痛及全身水肿。

三、门诊资料分析

1. 血常规　血小板基本正常。白细胞数轻度至中度增加，伴嗜酸粒细胞增多，部分患者中性粒细胞比例高。

2. 尿常规　肾型或混合型者出现血尿、蛋白尿和管型尿。

3. 便常规　有消化道症状者大便潜血实验阳性。

四、继续检查项目

1. 毛细血管脆性实验　半数患者毛细血管脆性试验阳性。

2. 凝血象　除出血时间可能延长外，各种止血、凝血试验的结果均正常。

3. 免疫球蛋白　50%病例血清 IgA 增高。

4. 毛细血管镜　可见毛细血管扩张、扭曲及渗出性炎症反应。

5. 肾功能　肾型及合并肾型表现的混合型者可有程度不等的肾功能受损，如血尿素氮及肌酐增高，内生肌酐清除率下降。

6. 皮肤过敏原实验　明确过敏物质，并减少接触。

五、门诊医嘱

1. 西替利嗪 1 片，po，qd

+ 氯苯那敏 1 片，po，qn
+ 维生素 C 1g，po，tid
+ 碳酸钙 500mg，po，tid
+ 口服 10～15 天，视病情而定。

2. 对关节症状及腹痛明显者予泼尼松 30mg/d，顿服或分次口服。

3. 腹痛较重者可予山莨菪碱（654－2）10mg，po 或 im。

4. 随访　停药后腹型及肾型患者复查尿常规和便常规为阴性。

病情分析

一、基本诊断

主要诊断依据如下：①发病前 1～3 周有低热、咽痛、全身乏力或上呼吸道感染史；②典型四肢皮肤紫癜，可伴腹痛、关节肿痛及血尿；③血小板计数、功能及凝血相关检查正常；④排除其他原因所致的血管炎及紫癜。

二、临床类型（具体临床表现）

1. 单纯型（紫癜型）　为最常见的类型。主要表现为皮肤紫癜，多在前驱症状 2～3 天后出现，局限于四肢，尤其是下肢伸侧及臀部，躯干很少受累及。紫癜常成批反复出现，对称性分布，紫癜大小不等，初呈深红色，按之不褪色，略高出皮肤，可互相融合成片形成瘀斑，数日内渐变成紫色、黄褐色、淡黄色，经 7～14 日逐渐消退。可同时伴发皮肤水肿、荨麻疹，可有多形性红斑及局限性或弥漫性水肿，偶有痒感。严重的紫癜可融合成大疱，发生中心出血性坏死。

2. 腹型（Henoch 型）　除皮肤紫癜外，因消化道黏膜及腹膜脏层毛细血管受累而产生一系列消化道症状及体征，如恶心、呕吐、呕血、腹泻及黏液便、便血等。其中腹痛最常见（约 50%），位于脐周、下腹或全腹，呈阵发性绞痛，发作时可因腹肌紧张及明显肠鸣音亢进而误诊为外科急腹症。在小儿可因肠壁水肿、肠蠕动紊乱，而诱发肠套叠。肠坏死、肠穿孔者少见。腹部症状、体征多与皮肤紫癜同时出现，偶可发生于紫癜之前。

3. 关节型（Schönlein 型）　除皮肤紫癜外，因关节部位血管受累出现关节肿胀、疼痛、压痛及功能障碍等表现。多发生于膝、踝、肘、腕等大关节，呈游走性、反复性发作，经数日而愈，不遗留关节畸形，易误诊为风湿性关节炎。

4. 肾型　在皮肤紫癜的基础上，因肾小球毛细血管祥炎症反应而出现血尿、蛋白尿及管型尿，偶见水肿、高血压及肾衰竭等表现，个别严重病例死于尿毒症。肾损害一般于紫癜出现后 1～8 周内发生，多在 3～4 周内恢复，也可持续数月或数年。根据临床进展，紫癜性肾炎可分为 4 种类型：迁延性肾炎、肾病综合征、慢性肾小球肾炎、急进型肾炎。

5. 混合型　皮肤紫癜合并上述两种以上临床表现。

6. 少见类型　除以上常见类型外，少数本病患者还可因病变累及眼部、脑及脑膜血管而出现视神经萎缩、虹膜炎、视网膜出血及水肿，及各种神经系统症状，如头痛、头晕、呕吐、癫痫、偏瘫、意识模糊等，但例数极少。病变累及呼吸道时，可出现咯血、胸膜炎症状，临床少见。

三、鉴别诊断

本病需与下列疾病进行鉴别：①血小板减少性紫癜；②风湿性关节炎；③肾小球肾炎、系统性红斑狼疮（SLE）；④外科急腹症等。由于本病的特殊临床表现及绝大多数实验室检查正常，鉴别一般无困难。

四、并发症

少数肾型患者可转为慢性肾炎或肾病综合征，极少数患者可死于肾衰竭。

治疗计划

一、治疗原则

消除诱因，抗过敏及改善血管通透性，抑制抗原-抗体反应，支持对症。

二、治疗方法

1. 消除致病因素　防治感染，清除局部病灶（如扁桃体炎等），驱除肠道寄生虫，避免可能致敏的食物及药物等。

2. 一般治疗　①抗组织胺药：如盐酸异丙嗪、氯苯那敏、阿司咪唑、去氯羟嗪、特非那定等，亦可用 10％葡萄糖酸钙静脉注射。②改善血管通透性药物：维生素 C、曲克芦丁等，维生素 C 以大剂量（5～10g/d）静脉注射疗效较好，持续用药 5～7 日。

3. 糖皮质激素 糖皮质激素有抑制抗原-抗体反应、减轻炎症渗出、改善血管通透性等作用，故对减少出血和减轻症状有效，对关节症状及腹痛在部分患者中有一定疗效，但对皮肤紫癜与肾炎疗效不明显。常用泼尼松 1～2mg/（kg·d），直至紫癜消失后逐渐停药。一般用泼尼松 30mg/d，顿服或分次口服。重症者可用氢化可的松 100～200mg/d 或地塞米松 5～15mg/d，静脉滴注，症状减轻后改口服。糖皮质激素疗程一般不超过 30 天，肾型者可酌情延长。

4. 对症治疗 腹痛较重者可予阿托品或山莨菪碱（654-2）口服或皮下注射；关节痛可酌情用止痛药；呕吐严重者可用止吐药；伴发呕血、血便者，可用奥美拉唑等治疗。

5. 其他 如上述治疗效果不佳或近期内反复发作者，可酌情使用：①免疫抑制剂；②抗凝疗法。中医中药以凉血、解毒、活血化瘀为主，适用于慢性反复发作或肾型患者。

三、住院医嘱

+ 二级护理

+ 血液内科护理常规

+ 普食

+ 5％葡萄糖注射液 500ml

+ 10％葡萄糖酸钙 10ml

+ 维生素 C 3g，iv gtt，qd

+ 地塞米松 10mg，iv，qd

+ 西替利嗪 1 片，qd，po

病程观察

一、病情观察

1. 症状和体征的改变 随着病情好转，患者皮肤紫癜颜色变暗，无新出的紫癜，水肿消失，关节或腹部疼痛好转。

2. 辅助检查结果的变化 患者血象嗜酸性粒细胞比例降低，尿便常规阴性，肾功能等好转。

二、疗效分析及处理

疗效参考标准：①痊愈：症状、体征消失，一年内无复发；②有效：症状、体征消失或明显改善，但一年内有一次以上复发；③无效：症状、体征无改善。

住院小结

一、确定诊断

根据诊断标准明确诊断，并确定分型，按上述方案治疗后改善可更确定该诊断。

二、预后评估

本病病程一般在 2 周左右。多数预后良好，少数肾型患者可转为慢性肾炎或肾病综合征，极少数患者可死于肾衰竭。

三、出院医嘱

出院后主要避免接触过敏源，注意休息，出现疾病反复等症状，及时就诊。

病例教学

病历摘要

患者，男，19 岁，主因"反复腹痛 20 天"就诊。20 天前因上呼吸道感染症状及进食海鲜出现腹痛、恶心、呕吐，并伴颈部及双下肢肌肉疼痛，期间呕吐鲜血 1 次，量约 100ml，持续腹痛。查体：四肢出现对称性、大小不等的斑丘疹，双下颌、腋窝、腹股沟可触及约黄豆大小肿大淋巴结，质稍硬，无压痛，腹肌紧张，左上腹及下腹压痛明显，无反跳痛，移动性浊音阳性，肠鸣音活跃。腹部 B 超示：慢性肝实质性损害，腹腔内多发低回声结节，考虑肿大淋巴结、腹水。尿红细胞 3 个 HP，蛋白质 25 ng/dl，大便隐血阳性。

问题

1. 最可能引起患者症状的原因是什么？

2. 还需要其他那些信息？

3. 应该采用那些恰当的经验治疗？

答案

1. 学习目的：**掌握过敏性紫癜的诊断和典型表现。**

考虑为过敏性紫癜。①患者发病前有上呼吸道感染症状及进食异种性蛋白史；②典型四肢皮肤紫癜，伴腹痛、呕血、血尿；③患者符合分型的混合型，皮肤紫癜合并腹型和肾型临床表现。过敏性紫癜目前一般认为是一种免疫复合物介导的系统性小血管炎，血管壁因免疫损伤而通透性升高，血液淋巴渗出，引起黏膜内脏器官的多部位病变。临床上可分为单纯型、腹型、关节型、肾型和混合型。

2. 学习目的：了解过敏性紫癜的鉴别诊断。

①血小板计数、功能及凝血相关检查正常，与ITP和其他出血性疾病鉴别；②免疫系统检查正常，排除其他原因所致的血管炎③淋巴结活检：排除结核或其他恶性疾病所致淋巴系统反应性增生。

3. 学习目的：了解过敏性紫癜的主要治疗方法。

给予氢化可的松100mg，静点3天，如腹痛缓解，改为泼尼松15mg，每日3次；维生素C片200mg，每日3次；芦丁2片，每日3次；西替利嗪10mg，每日1次。如未出现腹痛，尿常规正常，大便隐血阴性，皮肤散在出血点消退，临床治愈出院。

第二节　特发性血小板减少性紫癜

概述

特发性血小板减少性紫癜（idiopathic thrombocytopenic purpura，ITP）是临床上最常见的一种血小板减少性疾病。主要由于自身抗体与血小板结合，引起血小板生存期缩短。ITP的人群发病率估计约为1/10000，女性：男性比例（2~3）：1。临床上分为急性型和慢性型。慢性型多见于成人。ITP的发病机制与血小板特异性自体抗体有关，结合了自体抗体的血小板通过与单核-巨噬细胞表面的Fc受体结合，而易被吞噬破坏。另外，血小板生存期缩短，巨核细胞血小板生成不良等也参与了ITP的发病。

入院评估

一、病史采集要点

1 年龄　急性型ITP多见于儿童，慢性ITP以中青年女性多见。

2 起病情况　急性起病还是隐性起病；发病前有无病毒性上呼吸道感染、风疹、水痘、麻疹病毒或 EB 病毒感染等感染病史。

3 出血症状　ITP 的出血常常是紫癜性，表现为皮肤黏膜瘀点、瘀斑。黏膜出血包括鼻出血、牙龈出血、口腔黏膜出血以及血尿；女性患者可以月经增多为唯一表现。严重的血小板减少可导致颅内出血，但发生率＜1%。

4 既往病史　注意询问药物史、感染史，有无肝硬化、HIV、自身免疫性疾病、淋巴细胞增生性疾病病史。女性患者要注意月经婚育史。

二、体格检查要点

1. 出血部位　紫癜通常分布不均。出血多位于血管淤滞部位或负重区域的皮肤（如手臂压脉带以下的皮肤）、机体负重部位（如踝关节周围皮肤）以及易于受压部位，包括腰带及裤子受压部位的皮肤。皮肤出血压之不褪色。

2. 除非有明显的大量出血，一般不伴有贫血。

3. ITP 患者无脾大。脾大常常提示另一类疾病或继发性免疫性血小板减少症。

4. 注意有无淋巴结肿大。

三、门诊资料分析

1. 血象　外周血血小板数目明显减少，急性型发作期血小板计数常低于 $20 \times 10^9/L$，甚至低于 $10 \times 10^9/L$；慢性型常为 $(30 \sim 80) \times 10^9/L$。血小板体积常常增大（直径 $3 \sim 4 \mu m$）。当用自动血细胞计数仪测定，平均血小板体积增大；血小板分布宽度增加，反映了血小板生成加速和血小板大小不均的异常程度。红细胞计数一般正常。如有贫血，通常为正细胞性，并与血液丢失程度平行。白细胞计数与分类通常正常。

2. 止血和血液凝固试验　出血时间延长，血块退缩不良，束臂试验阳性；而凝血机制及纤溶机制检查正常。

四、继续检查项目

1. 骨髓　骨髓细胞学检查可表现为巨核细胞数目增多或正常；形态上表现为体积增大，可呈单核，胞浆量少，缺乏颗粒等成熟障碍改变。红系和粒系通常正常。上述表现并无特异性。检查目的是排除其他引起血小板减少疾病，如急性白血病、MDS、再生障碍性贫血。

2. 抗血小板抗体 在大部分 ITP 患者的血小板或血浆可检测出抗血小板糖蛋白（GP）复合物的抗体（IgG 和/或 IgM 型），包括抗 GPⅡb/Ⅲa、Ⅰb/Ⅸ、Ⅰa/Ⅱa、Ⅴ、Ⅳ抗体。有 20% 的典型 ITP 无法检出抗血小板抗体。而且在继发于其他免疫性疾病引起的血小板减少，如系统性红斑狼疮，抗血小板抗体也可阳性。由于抗血小板抗体分析存在假阴性和假阳性结果，加之抗体分析技术复杂、繁琐，临床应用不广泛。

3. 肝炎病毒检查

4. 自身免疫性抗体检查 包括 ANA，ENA，抗磷脂抗体等。

5. HIV 抗体检测

6. 尿、便常规，肝肾功能 一般无异常发现。

7. 腹部超声检查 明确有无脾大，肝病变

8. 必要时进行 Coombs 试验

9. 甲状腺功能

五、门诊医嘱

1. 泼尼松 剂量为 1～2mg/（kg·d），口服；待血小板数量恢复正常或接近正常，可逐渐减量，小剂量（5～10mg/d）维持 3～6 个月。

2. 随访 每 2～3 天查血常规一次，出血症状加重及时就诊。

病情分析

一、基本诊断/初步诊断

根据多次化验证实血小板数量减少（技术上排除了假性血小板减少症）；脾不增大；骨髓巨核细胞数增多或正常，伴有成熟障碍，可考虑 ITP 的诊断。但 ITP 的诊断作出之前，需仔细排除是否存在使血小板减少的其他疾病或因素，如药物、感染、白血病、肿瘤、再生障碍性贫血、脾功能亢进、结缔组织疾病、尿毒症、DIC、抗肿瘤药物、淋巴细胞增生性疾病（淋巴瘤、慢性淋巴细胞白血病）等。对于妊娠期妇女，需排除妊娠期血小板减少症及妊高征合并血小板减少；对于老年病例，需慎重排除骨髓增生异常综合征。总之，ITP 的诊断除了结合该病的自身特点外，

仍以排除诊断法为主。

二、鉴别诊断

1. **脾功能亢进** 脾功能亢进（简称脾亢）是一种综合征，临床表现为脾大、一种或多种血细胞减少，而骨髓造血细胞相应增生。脾亢可分为原发性及继发性。病因不明的称为原发性脾亢。继发性脾亢可见于病因较明确的脾大患者，如各种不同病因引起的肝硬化（尤以血吸虫病性肝硬化），慢性感染如疟疾、结核病、恶性肿瘤如淋巴瘤、慢性淋巴细胞白血病、骨髓纤维化以及慢性溶血性贫血和少见的网状内皮细胞病。本病经治疗原发病后，部分病例临床症状可减轻。脾切除后，临床症状可得到纠正。ITP无上述原发病表现，一般无脾大，据此可排除。

2. **系统性红斑狼疮** 系统性红斑狼疮是一种累及多系统、多器官的自身免疫性疾病，其主要临床表现除皮疹外，尚有肾、肝、心等器官损害，且常伴有发热、关节酸痛等全身症状。血清学检查可发现抗 ds-DNA 抗体阳性、抗 Sm 抗体阳性、抗核抗体阳性等多项免疫学异常。ITP 患者一般无系统性损害表现，无上述免疫学异常。可资鉴别。

3. **过敏性紫癜** 发病前 1～3 周有低热、咽痛、全身乏力或上呼吸道感染史；后出现皮肤紫癜，局限于四肢，尤其是下肢伸侧及臀部，躯干很少受累及。紫癜常成片反复出现，对称性分布，紫癜大小不等，初呈深红色，按之不褪色，略高出皮肤，可互相融合成片形成瘀斑，部分患者可出现腹痛、血尿、蛋白尿及管型尿，偶见水肿、高血压及肾衰竭等表现。血小板计数正常。可资鉴别。

治疗计划

一、治疗原则

治疗上应结合患者的年龄，血小板减少的程度，出血的程度及预期的自然病情予以综合考虑。对于出血严重，血小板计数＜$10 \times 10^9/L$ 甚或＜$5 \times 10^9/L$ 者，应入院接受治疗。对于危及生命的严重出血，如颅内出血，应迅速予以糖皮质激素，静脉内输入免疫球蛋白、血小板作为一线治疗。甚至紧急脾切除也可作为一线治疗措施。同时，避免使用任何引起或加重出血的药物，禁用血小板功能拮抗剂，有效地控制高血压以及避免创伤等。

二、治疗方法

1. 糖皮质激素 成人 ITP 治疗的一线药物。可用泼尼松，剂量为 1~2mg/（kg·d），口服；对治疗有反应的患者血小板计数在用药一周后可见上升，2~4 周达到峰值水平。待血小板数量恢复正常或接近正常，可逐渐减量，小剂量（5~10mg/d）维持 3~6 个月。出血严重者，可短时期内使用地塞米松或甲泼尼龙静脉滴注。

2. 脾切除 ITP 患者脾切除的适应证包括：①糖皮质激素治疗 3~6 个月无效；②糖皮质激素治疗有效，但减量或停药复发，或需较大剂量（15mg/d）以上维持者；③使用糖皮质激素有禁忌者。脾切除的禁忌证：①年龄小于 2 岁；②妊娠期；③因其他疾病不能耐受手术者。

3. 免疫抑制治疗 免疫抑制剂治疗 ITP 的总体效果仍有待评价，该疗法仅适用于对糖皮质激素及脾切除疗效不佳或无反应者。常用药物有：①环磷酰胺，1.5~3mg/（kg·d），口服，疗程需要 3~6 周，副作用包括白细胞减少、脱发、出血性膀胱炎等。②长春新碱：每次 1~2mg，静脉滴注，每周一次，给药后一周内可有血小板升高，持续时间较短，4~6 周为一疗程。③硫唑嘌呤：100~200mg/d，口服，3~6 周为一疗程，随后以 25~50mg/d 维持 8~12 周；④环孢素：主要用于难治性 ITP 的治疗，250~500mg/d，口服，3~6 周为一疗程，维持量 50~100mg/d，可持续半年以上。由于这类药物均有较严重的副作用，使用时应慎重。

4. 高剂量免疫球蛋白 静脉内注射多价高剂量球蛋白适用于以下情况：①危重型 ITP：广泛的黏膜出血、脑出血或其他致命性出血可能；②难治性 ITP：泼尼松和切脾治疗无效者；③不宜用糖皮质激素治疗的 ITP，如孕妇、糖尿病、溃疡病、高血压、结核病等；④需迅速提升血小板的 ITP 患者，如急诊手术、分娩等。其标准方案为 0.4g/（kg·d），连用 5 天。起效时间为 5~10 天，总有效率 60%~80%。治疗 ITP 的机制是：①封闭单核巨噬细胞 Fc 受体；②抑制抗体产生；③中和抗血小板抗体和调节机体免疫反应。

5. 达那唑 是一种弱化的雄激素，剂量为 $10\sim15mg/(kg \cdot d)$，分次口服，疗程需 2 个月左右，对部分 ITP 有效。作用机制可能是达那唑抑制巨噬细胞 Fc 受体的表达。该药有肝毒性，用药期间应注意观察肝功能变化。

住院医嘱

一、长期医嘱

+ 血液内科护理常规

+ 二级护理

+ 健康教育

+ 普通饮食

二、临时医嘱

+ 血、尿、便常规

+ 血分片

+ DIC 初筛

+ 生化 25 项

+ 免疫球蛋白＋补体

+ 血清蛋白电泳

+ 血电解质

+ 输血前 8 项检查

+ 血型

+ ABO 血型正反定型

+ ANA、ENA

+ 抗磷脂抗体

+ 血 Coombs 试验

+ 甲状腺功能等

+ X 线胸部摄片

+ 心电图

+ B 超检查（肝、胆、胰、脾、肾）

+ 骨髓穿刺知情同意书：与家属谈话并签字

+ 骨髓细胞学检查

出院小结

一、预后

急性型 ITP 病情多为自限性，一般 4～6 周，95％的病例可自行缓解。慢性型 ITP 呈反复发作过程，自发性缓解少见，即使缓解也不完全，每次发作可持续数周或数月，甚至迁延数年。

后续治疗：血小板数量恢复正常或接近正常，糖皮质激素逐渐减量，小剂量（5～10mg/d）维持 3～6 个月。

二、出院医嘱

1. 检测血常规、肝/肾功能以及血糖。

2. 继续服用泼尼松 20mg，每日 1 次；一周后减量为 15mg，每日 1 次。

3. 血液内科门诊随诊，调整激素减量。

4. 如出现皮肤黏膜出血点、鼻出血、牙龈出血、黑便、血尿等出血症状，及时就诊。

病例教学

病历摘要

患儿，男，9 岁，因"反复皮肤瘀斑 1 年余"入院。患儿于入院前 1 年多无诱因出现碰撞后皮肤瘀斑及血肿，偶有鼻及牙龈出血，当时未予重视及治疗。4 个月前上述症状加重，在当地医院查血小板 17×10^9/L。

问题

1. 该患者可能的诊断是什么？

2. 为明确诊断患者应该完善哪些检查？

3. 该病治疗原则是怎样的？

答案

1. **学习目的**：特发性血小板减少性紫癜的诊断依据。

根据患者年龄、临床表现、血小板减少首先考虑特发性血小板减少性紫癜。

2. **学习目的**：特发性血小板减少性紫癜的辅助检查。

该病的诊断需要排除其他引起血小板减少的疾病，为此应该行血常规、血分片、止血和血液凝固试验、骨髓细胞学检查、抗血小板抗体、肝炎病毒检查、自身免疫性抗体检查、HIV 抗体检测、尿/便常规、肝/肾功能、腹部超声检查、血 Coombs 试验、甲状腺功能等。

3. 学习目的：特发性血小板减少性紫癜的治疗原则。

首选糖皮质激素治疗，经济允许可考虑同时静脉应用丙种球蛋白。

第三节　血栓性血小板减少性紫癜

概述

血栓性血小板减少性紫癜（thrombotic thrombocytopenic purpura，TTP）是一种弥散性血栓性微血管病。最初由 Moschcowitz 在 1924 年描述，临床上以典型的五联征为特征：即血小板减少、微血管病性溶血性贫血、多变的神经系统症状和体征、肾损害和发热。该病多见于 30～40 岁的成人，女：男为 2：1。溶血尿毒症综合征（hemolytic uremic syndromes，HUS）也属血栓性微血管病的一种。临床上常常将伴有明显神经症状的成人血栓性微血管病称之为 TTP；而将以肾损害为主的儿童型血管性微血管病称之为 HUS。由于二者的发病机制基本相似，临床症状相互重叠，故目前也有统称为"TTP/HUS"的趋势。TTP 病因不明，不能揭示有任何潜在性疾病的基础，但有报道存在遗传易感性倾向（同胞间易患）。TTP 的发病机制主要包括：①血管内皮细胞损伤；②血小板聚集物质；③血管性血友病因子（vWF）加工机制障碍。

入院评估

一、病史采集要点

1. 有无面黄、乏力、耳鸣等贫血症状。

2. 注意有无黄疸、小便颜色。

3. 皮肤黏膜紫癜以及其他部位出血倾向。

4. 有无头痛、性格改变、神智异常、感觉与运动异常、抽搐等。

5. 有无腰痛、血尿、尿少等。

6. 有无发热以及伴随症状。

二、体格检查要点

1. 贫血　多为中度贫血。

2. 黄疸　多表现为皮肤、巩膜黄染。

3. 皮肤黏膜出血点、紫癜以及瘀斑。

4. 神经系统　神志情况、生理反射以及病理反射。

5. 体温　多为低热和中度发热。

三、门诊资料分析

1. 血象　红细胞异常表现有微血管病性红细胞破坏，血涂片检查显示红细胞嗜多色性，点彩样红细胞，有核红细胞及红细胞碎片。网织红细胞计数增高并与贫血程度平行，绝大部分患者血红蛋白低于 100g/L；血小板多低于 $50 \times 10^9/L$；可有中度白细胞减少或周围血出现不成熟粒细胞。

2. 溶血　以血管内溶血为特征，结合珠蛋白浓度降低，非结合胆红素浓度增加，血 LDH 浓度增高（400～1000U）。

3. 尿常规　尿蛋白阳性，尿中出现红细胞、白细胞和管型，血尿素氮、肌酐升高。

四、继续检查项目

1. 骨髓检查示增生性骨髓象，巨核细胞数目增加。

2. 凝血筛选试验正常，纤维蛋白降解产物可有轻度增加。

3. 血浆 vWF 测定（琼脂糖凝胶电泳或交叉免疫电泳）显示异常分子 vWF 存在。

4. 组织病理学检查：组织病理学检查证实 TTP 损伤常有困难。皮肤、牙龈和骨髓活检检查小动脉内的透明血栓形成，仅有 50% 的阳性率，而且非 TTP 所特有，如 DIC 时，血管炎也可呈阳性反应。

病情分析

一、基本诊断/初步诊断

TTP 的诊断是排他性诊断，主要依据临床特征性的"五联征"表现。目前认为诊断 TTP 的最低标准为：无明显临床病因的血小板减少和微血管病性溶血性贫血。患者可有精神、神经系统症状和体征以及不同程度的肾损害、发热。外周血涂片显示破碎红细胞对诊断很重要，但并非必需，因血涂片上红细胞破碎并非 TTP 恒定的特征。血清 LDH 水平升高是反映溶血的有效指标。

二、鉴别诊断

1. HUS   HUS 是一种局限性地主要累及肾的微血管病，儿童发病率高，常常于发病前有感染病史，尤其是大肠杆菌 0157：H7 菌株感染。该病主要累及肾，如少尿、高血压，严重肾损害，神经系统症状少见。

2. 妊娠高血压综合征   在妊娠高血压综合征先兆子痫或子痫，患者可出现许多类似于 TTP 的症状，但该病预后相对较好，发病可能与轻度的血管内凝血有关。

3. 其他   还需要鉴别的疾病有活动性系统性红斑狼疮伴免疫性血小板减少和血管炎、严重的 TTP 伴自身免疫性溶血性贫血以及阵发性睡眠性血红蛋白尿症。

治疗计划

1. 血浆交换   一旦 TTP 确诊，首选治疗是血浆交换，每日血浆交换量为至少一个血浆体积，直到血小板计数恢复正常。此时血清 LDH 水平可能正常，也可能未恢复到正常水平，欲达到这一目标，通常需要 10 天或更长时间。血浆交换治疗 TTP 的机制可能包括：①去除了异常的 vWF 多聚体、血小板聚集因子及循环免疫复合物；②补充了大分子量 vWF 的"加工"因子或 PGI_2。

2. 血浆输注   在血浆交换进行以前，或无条件进行血浆交换者，可输入新鲜冻存血浆，或血浆沉淀物的上清部分。

3. 其他   其他治疗方法包括：糖皮质激素，抗血小板药物，长春新碱，静脉内注射免疫球蛋白，PGI_2 的应用，甚至脾切除等。这类疗法的疗效不肯定。

在 TTP 的治疗中，应避免输入血小板。因为输入血小板后，可加重 TTP 患者的神经系统症状和肾功能损害。

住院医嘱

一、长期医嘱

＋ 血液内科护理常规

✦ 二级护理

✦ 健康教育

✦ 普通饮食

二、临时医嘱

✦ 血、尿、便常规

✦ 血分片：注意红细胞形态

✦ DIC 初筛

✦ 生化 25 项

✦ 免疫球蛋白＋补体

✦ 血清蛋白电泳

✦ 血电解质

✦ 输血前 8 项检查

✦ 血型

✦ ABO 血型正反定型

✦ ANA、ENA

✦ 抗磷脂抗体

✦ X 线胸部摄片

✦ 心电图

✦ B 超检查（肝、胆、胰、脾、肾）

✦ 骨髓穿刺知情同意书：与家属谈话并签字

✦ 骨髓细胞学检查

✦ 血浆 vWF 测定

✦ 组织病理学检查

出院小结

一、预后

在未引入血浆交换疗法以前，TTP 患者死亡率达 90％。即使实行血浆交换治疗，报道的死亡率仍有 15％～30％。老年 TTP 患者死亡率相对要高。TTP 经治疗后达到临床缓解的患者在 10 年内仍有复发的可能性，有报道 TTP 10 年内复发率约 36％，但复发性 TTP 的死亡率明显低于初发病例。

二、后续治疗

每日泼尼松 1～2mg/kg，起效后 12～16 周逐渐停药。

出院医嘱

1. 检测血常规、肝/肾功能以及电解质。
2. 继续服用泼尼松 60mg，qd。
3. 血液内科门诊随诊，调整激素减量。
4. 随访。

病例教学

病历摘要

梁某，女，58 岁，因头痛、阵发性意识障碍、解红茶色尿 18d 入院。查体：T 38.1℃，神情倦怠，皮肤、巩膜黄染，全身皮肤见散在出血点。双瞳孔对光反射迟钝，肝右锁骨中线肋下 1.5cm，质软，脾不大，双侧膝反射减弱。血常规：Hb 65g/L，PLT $41×10^9$/L，WBC $7.8×10^9$/L，网织红细胞 2.1‰。尿镜检发现红、白细胞。血清：间接胆红素 $50\mu mol$/L，直接胆红素 $12\mu mol$/L，LDH 1775IU/L，Cr $142\mu mol$/L，ALT 正常，HBsAg 阴性，甲、乙、丙、丁肝炎病毒抗体均阴性。血浆：PT、TT、KPTT 和纤维蛋白原均正常，3P 阴性；Coombs 试验阴性。头颅 CT 未见异常。血涂片见盔形和破裂红细胞。

问题

1. 该患者可能的诊断是什么？
2. 如何治疗？

答案

1. 学习目的：血栓性血小板减少性紫癜的诊断依据。

患者具有微血管性溶血性贫血、血小板减少、肾功能异常、神经系统症状以及发热典型的五联征，诊断血栓性血小板减少性紫癜。

2. 学习目的：血栓性血小板减少性紫癜的治疗方法。

治疗首选血浆置换。

第四节　血友病

概述

血友病（hemophilia）是一组由于缺乏凝血因子Ⅷ（血友病

A）或Ⅸ（血友病 B）所引起的性联隐性遗传性疾病。该病常见于男性，血友病 A：血友病 B 的发病率约 3：1。欧美国家的发病率为 5～10/10 万人口；国内尚缺乏系统的调查，一般估计是（4～6)/10 万人口，其中血友病 A（3～4)/10 万人口；血友病 B（1.2～1.5)/10 万人口。在西方国家遗传性凝血因子障碍所致的出血性疾病中，血友病 A 为仅次于血管性血友病（vWD）的第二种常见的凝血因子功能障碍性疾病。

血友病 A 为典型的性联隐性遗传，缺陷的基因（因子Ⅷ基因）位于 X 染色体上。缺乏正常 FⅧ等位基因的男性患者在临床上表现有血友病的症状。由于血友病 A 患者的 Y 染色体正常，故其儿子不会罹患血友病；而其所有的女儿，由于被遗传了病变的 X 染色体，将成为 FⅧ基因缺陷的携带者。女性携带者本身不表现血友病临床症状，因具有来自母方的正常 FⅧ等位基因；但女性携带者将传递有缺陷的 FⅧ基因到她的儿子（1/2 为血友病，1/2 为正常）和其女儿（1/2 正常，1/2 为携带者）。由于血友病 A 伴性遗传的特点，决定了女性极少可能罹患该病。

入院评估

一、病史采集要点

1. 年龄　婴幼儿时期起病还是青少年起病。

2. 起病情况　是自发性出血还是外伤后出血。

3. 出血部位　①关节出血是最具特征性地表现，常常为自发性。出血最常累及的关节依次为膝、肘、踝、肩、髋、腕。②皮下或肌内血肿：大块瘀斑、皮下和肌内血肿是血友病 A 常见的临床表现。出血多位于筋膜腔隙和深部肌组织。大的血肿可引起局部重要结构的压迫，如神经压迫；颈部、喉部血肿引起呼吸道阻塞或窒息。全身性症状可有发热、疼痛、高胆红素血症（红细胞降解所致）。③腰部和腹膜后血肿：该部位血肿除引起相应压迫症状外，可出现剧烈腰痛、腹痛甚或腹膜炎的症状与体征。④胃肠道和泌尿生殖道出血：表现为上消化道出血，黑便和血尿。⑤其他部位出血：包括瘀斑、鼻出血、创伤或手术后出血不止等。颅内出血也有发生，一旦出现，常呈致命性。

二、体格检查要点

1. 关节症状　出血局部表现为肿胀、压痛、皮温增高、活动受限。有无永久性关节破坏、骨质疏松、关节活动受限/变形、邻近肌萎缩、跛行性残疾。

2. 皮下血肿　肌肉出血的频度依次为小腿、大腿、臀部、前臂和腹部。

3. 假肿瘤　又称为血友病性血囊肿，多见于重型血友病血肿后缺乏充分替代治疗的患者，常见部位为大腿、骨盆和髂腰肌，也可发生在臀部、小腿、足、手臂和手。

4. 中枢神经系统以及周围神经系统体征　注意有无颅内高压、神经系统定位体征，有无肌萎缩、感觉异常等。

三、门诊资料分析

1. 血象　血小板计数正常或轻度增多，红细胞计数一般正常。如有贫血，通常为正细胞性，并与血液丢失程度平行。白细胞计数与分类通常正常。

2. 出血时间常正常，凝血酶原时间（PT）正常。初筛试验可用活化的部分凝血活酶时间（APTT），血友病 A、B 通常延长。若Ⅷ：C 活性＞25％，APTT 可正常。在血友病 A 延长的 APTT 可被正常血浆所纠正。

四、继续检查项目

1. 确诊试验　包括凝血酶原消耗试验（PCT），Bigg 凝血活酶生成试验（TGT）等。其中 TGT 较为常用。TGT 异常必须作纠正试验才能达到确诊目的，即能被含有ⅧC 的硫酸钡吸附的正常血浆所纠正者为因子Ⅷ缺乏；而能被含 FⅨ正常血清所纠正者为因子Ⅸ缺乏。

2. Ⅷ：C 或Ⅸ：C 浓度测定具有准确、定量的特点，也为血友病 A 或 B 的分型提供了依据，常常采用一期法测定。

3. vWF：Ag 测定　一般正常，可与血管性血友病鉴别。

4. 抑制物筛选试验和抑制物滴度测定　确定抗因子 FⅧ抑制物是否存在，与获得性血友病鉴别。

病情分析

一、基本诊断/初步诊断

根据自幼发病、反复严重的出血，尤其是关节出血的临床表现；结合性联隐性遗传家族史；男性发病的特点；血友病 A 的临床诊断常不难作出。但需实验室检查以确诊。见表 1。

表 1　血友病分型及发生率

分型	FⅧC 或 FⅨC 水平		临床特点	发生率	
	中国	美国		血友病 A	血友病 B
重型	<2%	<1%	严重自发性出血	70%	50%
中型	2%～5%	1%～5%	微创或外科术后的中等出血	15%	30%
轻型	5%～25%	5%～30%	大的创伤或大外科术后轻度出血	15%	20%
亚临床型	25%～45%	/			

二、鉴别诊断

1. 重型血管性血友病（vWD）　在 vWD，出血时间延长；不仅Ⅷ：C 降低，vWF：Ag、vWF 瑞斯托霉素辅因子活性也降低。根据以皮肤、黏膜出血为主的症状，实验室检查有出血时间延长，血浆Ⅷ：C 活性降低，vWF：Ag 浓度降低，瑞斯托霉素诱导的血小板聚集反应不良或缺如，结合家族史，vWD 诊断不难确定。

2. 获得性血友病　此病可发生于系统性红斑狼疮及其他免疫性疾病妊娠和产后女性，约半数病例发生于正常人，多系青年和老年人，男女均可。突然起病，无既往出血史，无出血家族史，出血症状同血友病甲，实验室检查与血友病甲相似，但是抑制物筛选试验和抑制物滴度测定阳性，可与血友病甲鉴别。

3. 血友病出血累及关节时，有时易误诊为风湿性关节炎、关节结核或其他关节病，

治疗计划

一、治疗原则

1. 一般治疗

　2. 替代治疗

　3. 药物治疗

二、治疗方法

　1. 凝血因子补充疗法　补充所缺乏的凝血因子是控制血友病出血最有效的措施。替代疗法的原则是根据 FⅧ或 FⅨ的半衰期、稳定性以及出血严重程度、手术大小及范围针对性地选择合适的血液制品、剂量和给药方法。替代疗法包括输入新鲜血浆、因子Ⅷ浓缩剂、冷沉淀物、凝血酶原复合物（含因子Ⅸ、Ⅹ、Ⅱ、Ⅶ）等。所用的剂量以单位计算。1 个单位是指在 1ml 混合的枸橼酸化的新鲜冻存人血浆某种给定的凝血因子活性。FⅧ的血浆半衰期为 8～12h，FⅨ的血浆半衰期为 18～30h。为了补充适量的因子Ⅷ，可采用一种简单的剂量计算公式：即每公斤体重输入 1 个单位的因子Ⅷ，可使Ⅷ:C 活性提高 2%（0.02U/ml）。例如一个 50kg 体重的血友病 A，伴有广泛性撕裂性外伤，需要维持 FⅧ体内水平为 30% 直至完全愈合，应该首先给予达到 60% Ⅷ:C 活性的凝血因子 1500U（30 U/kg×50kg）。以后每 12h 给予 750U 持续 7～10 天，并可根据Ⅷ:C 活性分析每隔几天对Ⅷ:C 进行剂量调节。对大手术或危及生命的血友病患者的处理，就给予每公斤体重 45～50U 的 FⅧ制剂，以产生 80%～100% 的Ⅷ:C 活性。实验室观测包括Ⅷ:C 的定量测定，APTT 方法不可取。对于中等程度出血，如深部肌血肿、胃肠道出血、腹膜后血肿等，可输入 25U/kg 体重，以保持体内Ⅷ:C 活性在 50% 左右。轻微或小的出血（早期关节、肌出血、鼻出血、牙龈出血等），可用 FⅧ 15U/kg，使体内Ⅷ:C 活性维持在 30% 水平。

　2. 1-去氨基-8D 精氨酸血管加压素（DDAVP）　该药系一种合成的血管加压素同系物，用于治疗轻型血友病 A（Ⅷ:C>10%）。该药通过促使贮存池Ⅷ:C 释放而暂时性提高血浆Ⅷ:C 水平。常规剂量为 0.3μg/kg 体重，置于 50ml 生理盐水中缓慢静脉注射（不少于 30min）。该药可使患者的Ⅷ:C 水平增加 3 倍左右。由于反复注射，贮存池Ⅷ:C 的"耗竭"，可出现反应耐受。药物的副作用包括短暂性颜面潮红、灼热，偶可引起血压波动或轻度水、钠潴留。

3. 抗纤溶药物　在口腔外科或拔牙手术，当补充足量 FⅧ 制剂施行手术后，可用氨基己酸口服，每次 2g，每日 3～4 次，持续 7～10 天。也可用氨甲苯酸，每次 0.1～0.3g，置于 5% 葡萄糖注射液中静推或静滴，日最大量不超过 0.6g。

4. 其他　出血期间应避免活动，卧床休息。将患肢置于合适位置。关节出血急性期以凝血因子补充疗法为主，尽可能避免关节穿刺抽吸，局部采用冰袋或绷带压迫、固定。医疗措施上，应避免肌注给药，避免使用非甾体类抗炎药，如 Darvan、安匹林（empirin）或 Percodan 等。

住院医嘱

一、长期医嘱

+ 血液内科护理常规
+ 二级护理
+ 健康教育
+ 普通饮食
+ 地塞米松 5mg，输 FⅧ 前
+ FⅧ 500U，iv gtt，q12h

二、临时医嘱

+ 血、尿、便常规
+ DIC 初筛
+ 生化 25 项
+ 血电解质
+ 输血前 8 项检查
+ 血型
+ ABO 血型正反定型
+ X 线胸部摄片
+ 心电图
+ B 超检查（肝胆胰脾肾）
+ Ⅷ:C 或 Ⅸ:C 浓度测定
+ vWF:Ag 测定
+ 抑制物筛选试验和抑制物滴度测定

出院小结

一、预后

出血程度与因子FⅧ水平有关。严重的内脏出血，如颅内出血、消化道大出血可导致患者死亡，反复关节出血可导致关节畸形、活动障碍、关节疼痛。

血友病的出血多数与损伤有关，预防损伤是防止出血的重要措施之一。应使患者及其家属或社区医疗人员了解血友病的基本知识，避免容易引起损伤的活动及工作。告诉患者及其家属对出血的简单处置措施，对患者精神及心理上障碍的沟通也十分重要。对血友病患者的婚配、生育应给予适当的遗传咨询服务。女性携带者的产前诊断十分重要，如诊断妊娠胎儿为血友病患儿，应及时终止妊娠。

二、出院医嘱

1. 避免外伤、剧烈运动及劳累。

2. 避免肌注给药，避免使用非甾体类抗炎药，如Darvan、安匹林（empirin）或Percodan等。

3. 适当关节锻炼。

4. 病变随诊。血液科门诊随诊。

病例教学

病历摘要

冯某，1岁8个月，男，2007年10月15日跌倒后额部皮下血肿，约2.5cm×2.5cm×2.5cm，哭声不断。次日头痛剧烈，恶心呕吐，左上肢抽搐，继之昏迷。到某儿童医院急诊。CT报告：头颅右侧硬膜下出血，约36ml，伴颅内压增高脑水肿。凝血象：APTT 145.1s，显著延长。

问题

1. 该患儿硬膜下出血的原因是什么？

2. 应该做哪些检查明确诊断？

答案

1. 学习目的：硬膜下出血的病因。

2. 学习目的：硬膜下出血的进一步检查。

凝血因子检测：FⅧ：C　87.1％、FⅨ：C　0.8％、FⅪ：C 58.2％。

诊断：血友病 B（重型）、头颅右侧硬膜下大量出血

第五节　弥散性血管内凝血

概述

弥散性血管内凝血（disseminated intravascular coagulation, DIC）是一种临床综合征，以血液中过量蛋白酶生成、可溶性纤维蛋白形成和纤维蛋白溶解为特征。临床主要表现为严重出血、血栓栓塞、低血压休克以及微血管病性溶血性贫血。DIC 的发生率占同期住院患者的 1/1000 左右。DIC 的发生与许多疾病状态有关。急性和亚急性 DIC 最常见的原因是：①感染（包括革兰氏阴性、阳性菌，真菌，病毒，立克次体，原虫等感染）；②病理产科，如羊水栓塞、胎盘早剥、妊娠毒血症等；③恶性肿瘤如白血病，淋巴瘤等。此外，严重创伤和组织损伤、烧伤、毒蛇咬伤或某些药物中毒也可引起 DIC。慢性 DIC 主要见于恶性实体瘤、死胎综合征以及进展期肝病等。

入院评估

一、病史询问要点

1. 起病因素或刺激因素　败血症、病理产科、恶性肿瘤等

2. DIC 本身的临床特点　皮肤及脏器出血、血栓、血压改变、有无溶血

3. 早期 DIC 的表现

（1）原发病未见恶化，但休克加重，疗效不佳者。

（2）感染性疾病，经抗生素治疗疗效不佳者。

（3）输液的针头或导管反复的、无原因的堵塞或抽血时极易凝固。

（4）突然出现与原发病无关的症状。

（5）出现贫血或原有贫血加重。

（6）血片上出现红细胞碎片或变形。

（7）注射部位异常出血或流出的血液不易凝固。

二、体格检查要点

1. 皮肤表现　表现为皮肤瘀点、瘀斑，注射部位的瘀斑；一部分患者可出现特征性的肢端皮肤"地图形状"的青紫。

2. 多脏器受累表现　①出血：消化道出血、肺出血、血尿、阴道出血，颅内出血等均可发生。②微血栓形成：常见部位有肾、肺、肾上腺、皮肤、胃肠道、肝、脑、胰、心等，如肺血栓栓塞引起的呼吸窘迫、肾血栓形成导致的肾衰竭以及指、趾末端坏疽等。③器官低灌注，血压下降，重者出现休克。④血管内溶血：DIC 出现血管内溶血的症状发生率 10%～20%，主要表现为黄疸、贫血。

三、门诊资料分析

1. 血常规　血常规检查可以提供急性出血、红细胞破坏加速、潜在的疾病（如白血病）的部分依据。血小板计数减低通常是急性 DIC 早期且恒定的特点，在感染所致 DIC，血小板计数降低程度较为明显，革兰阳性菌感染或其他原因所致的 DIC，常出现血小板计数和纤维蛋白原浓度的平行降低。

2. 末梢血红细胞形态　检查可发现畸形红细胞或红细胞碎片。

3. 血生化　血 LDH 增高，结合珠蛋白降低常常提示血管内溶血。

4. X 线胸片　是否有重症感染。

四、继续检查项目

1. 凝血和纤溶机制检查　作为反映 DIC 凝血和纤溶机制异常的基本实验包括：血浆纤维蛋白原浓度降低；PT、APTT、凝血酶时间（TT）延长；FDP 和 D-二聚体浓度增高；血小板计数减低，血浆鱼精蛋白副凝试验（3P）阳性。在诊断 DIC 时，首先应该完成这些简单的初筛实验。根据初筛试验结果异常，DIC 的诊断可基本确定。一些参数，如 FⅧ、纤维蛋白原、血小板，在某些 DIC 相关状态（如妊娠状态）可以升高，应引起注意。

2. 血气分析指标、氧分压及血流动力学参数

五、门诊医嘱

1. 查输血前系列 血型加 ABO 正反定型，乙肝五项，丙肝抗体、梅毒、HIV 抗体。

2. 输血液制品，输机采血小板 1U［血小板计数＜（10～20）×10⁹/L；或血小板计数＜50×10⁹/L，有明显出血症状者］。或者新鲜冰冻血浆 400ml、纤维蛋白原 2g（DIC 指标明显 PT、APTT 延长和纤维蛋白降低）。

3. 肝素 12500U，ih，q12h（使用时注意监测 APTT，LMWH 不要求监测）

4. 维生素 K_3 8mg，酚磺乙胺 0.5mg；iv，bid

病情分析

一、基本诊断

根据存在引起 DIC 的基础疾病，临床出现多发性出血倾向，微血栓栓塞以及微循环障碍或休克的症状体征，结合 FDP 浓度增高，纤维蛋白原浓度降低，血小板计数降低，PT、APTT 延长等实验室改变，DIC 的诊断不难作出。若患者 FDP 正常，不能诊断 DIC。

二、临床类型/临床分期

1. 急性型 见于挤压综合征、广泛外伤、病理产、G 阴性杆菌败血症等。以组织损伤为主，数小时至 1～2 天突发病，广泛出血，顽固性休克，死亡率高。

2. 亚急性型 多见于癌转移、白血病（M3）、死胎滞留等，历经数日至数周，病情缓慢，栓塞出血为主，休克不重。

3. 慢性型 较少，见于血管瘤、SLE、慢性肝病等。历时数月，以高凝状态为主，需化验确诊。

4. DIC 病理变化过程可分为三个时期：高凝血期、消耗性低凝血期和纤溶亢进期。

三、鉴别诊断

1. TTP TTP 病因不明，不能揭示有任何潜在性疾病的基础，但有报道存在遗传易感性倾向（同胞间易患）。在下述情况如：感染、药物、癌症、胶原-血管病变、妊娠等状态，临床上以典型的五联征为特征：即血小板减少，微血管病性溶血性贫血，多变的神经系统症状和体征，肾损害和发热。该病多见于

30～40岁的成人，外周血涂片显示破碎红细胞对诊断很重要，但并非必需，因血涂片上红细胞破碎并非 TTP 恒定的特征。血清 LDH 水平升高是反映溶血的有效指标。PT、APTT 正常，而在 DIC 中升高，治疗上不能输注血小板，首选血浆置换。

2. 原发性纤维蛋白溶解亢进症　简称原发性纤溶症 (primary fibrinolysis) 是指在某些原发病的病理生理过程中，纤溶酶原激活物 (t-PA、u-PA)、激肽释放酶、活化因子 (FⅫa) 增多或纤溶系统抑制物 (PAI、α2-AP、TAFI) 减少，引起纤维蛋白溶解活性亢进的一种出血综合征。病因多为肿瘤，急性白血病，创伤或手术等。主要临床表现是皮肤或脏器出血，但无特异性。实验室检查、血小板计数及功能、凝血因子和抗凝因子正常，3P 阴性，Fg 明显降低，FDP 明显升高，DD 正常。治疗上积极治疗原发病，抑制纤溶和纤维蛋白原、冷沉淀等血液制品的输注。

3. 肝疾病引起的凝血机制障碍　肝病引起止血异常的临床表现包括皮肤瘀点、瘀斑、鼻出血、牙龈出血等。胃肠道出血是严重肝病最常见的出血表现，但几乎都与消化道的局部损伤有关，如食道静脉曲张、消化性溃疡、胃炎等。凝血机制实验室检查依肝病的严重程度和原发病而定，常见的异常包括因子Ⅱ、Ⅶ、Ⅸ、Ⅹ 活性减低，PT、APTT、TT 延长，纤维蛋白原减低，FDP 增加等。血小板计数可减少，多与门脉高压有关。严重肝病者多有肝病病史，黄疸、肝功能损害症状较为突出，血小板减少程度较轻或易变，可溶性纤维蛋白检出率低等可作为鉴别诊断参考。但需注意严重肝病合并 DIC 的情况。

四、并发症

主要并发症是多脏器功能失常综合征 (MODS)，是指在严重感染、脓毒症、休克、严重创伤、大手术、大面积烧伤、长时间心肺复苏术及病理产科等疾病发病 24 小时后出现的 2 个或者以上系统、器官衰竭或功能失常的综合征。

治疗计划

一、治疗原则

治疗应个体化。治疗基本原则：去除诱因，积极治疗原发病；阻断血管内凝血及继发性纤溶亢进；恢复正常血小板及凝血因子水平；纠正休克、控制出血。

二、治疗方法

（一）治疗原发病，消除诱因

抗感染治疗；抗肿瘤治疗；纠正休克及酸中毒；改善缺氧；保护及恢复单核-巨噬细胞系统功能。

（二）补充血小板及凝血因子

PLT ＜20×10⁹/L 和纤维蛋白原＜1.0 g/L、有出血倾向者。同时给予肝素抗凝治疗。血小板：一个单位 2.5×10¹¹，可维持 3 天。新鲜血浆：10～15ml/kg。人血 FⅧ浓缩剂：通过凝血象证明有缺乏者 10U/kg，q12h（或冷沉淀）。

（三）抗凝治疗

抗凝治疗优于非抗凝治疗。可阻断 DIC 的病理过程，抑制微血栓形成，防止血小板及凝血因子消耗。适用于 DIC 早期、中期，禁用于晚期及原有出血疾病（血友病、脑出血或内脏大出血）。疗效与基础疾病、适应证选择、用药时机、制剂及用药方法有关。

1. 肝素的应用　DIC 的治疗目的在于最大限度地减少或预防由于过度血液凝固和纤溶亢进导致的血栓形成和出血。当临床上出现血栓形成的表现时，可用肝素处理。肝素用于急性 DIC 的效果仍难肯定，尤其对感染引起的 DIC 者。对于急性早幼粒细胞白血病相关性 DIC，小剂量肝素可能有效。国外报道的剂量为 50U/kg，静脉滴注，每 6h 一次；或 5～10U/（kg·h）持续静脉滴注；也有用 5000～10000U，皮下注射，12～24h 一次，疗程视病情而定。国内所用的小剂量肝素剂量更为偏低。肝素治疗的实验室监测结果往往由于患者本身存在的 APTT 延长而使得分析困难，小剂量肝素可不要求实验室监测。

2. 补充凝血因子　如果凝血因子及抑制物过度消耗，PT 时间延长超过正常对照的 1.3～1.5 倍，应输入新鲜血浆、新鲜冷冻血浆或冷沉淀物。当纤维蛋白原浓度低于 100mg/dl，应输入冷沉淀物以补充足量纤维蛋白原。血浆替代疗法应使 PT 值控制在正常对照组的 2～3s 内，纤维蛋白原浓度应＞100mg/dl。当患者血小板计数＜（10～20）×10^9/L 或血小板计数＜50×10^9/L、有明显出血症状者，可输入血小板浓缩剂。

3. 低分子肝素（low molecular weight heparin，LMWH）分子质量 3000～6000。抗 Ⅹa 的作用较抗凝血酶更强（4∶1）。诱发血小板减少及功能障碍少见。用量小，对 AT-Ⅲ 的依赖低且不诱发其水平下降。皮下注射吸收率高达 90%，抗 Ⅹa 作用持续 24h（普通肝素 0.68h）。预防：50～100U/kg，1 次或分 2 次皮下，用药 5～10 天或更长。治疗：200U/kg/d，分 2 次皮下注射，5～8d。血液学监测：常规剂量无需监测。不良反应较普通肝素少而轻。

目前肝素的使用有争议，认为 DIC 发生前使用方有效。肝素虽能阻断 DIC 进程，但并不降低 MODS 的死亡率，可能使出血发生率增加，甚至致命。5% 患者可诱发抗肝素抗体，促使血小板集聚、血小板减少。肝素可能对微血管的内皮功能不利。

肝素使用禁忌证：①严重遗传性或获得性出血性疾病；②术后 24h 内或大面积创伤开放伤口未良好止血；③严重肝病，多种凝血因子合成障碍，如纤维蛋白原＜0.5g/L；④肺结核咯血，活动性溃疡病出血，疑有颅内出血；⑤DIC 后期，或以纤溶亢进为主型 DIC；⑥蛇（虫）咬伤所致 DIC 不被肝素拮抗。

（四）抗纤溶药物

抗纤溶药物（如 6-氨基己酸或氨甲环酸）通过阻断纤溶酶与纤维蛋白原及纤维蛋白结合而发挥抗纤溶作用。抗纤溶药物只用于纤溶亢进期，必须在肝素治疗的基础上应用，否则有可能造成肾衰竭、DIC 恶化、出血不止。

1. DIC 时纤溶抑制剂的适应证　①DIC 病因及诱因已去除或基本控制，有效抗凝及替代治疗，出血仍难控制；②以纤溶亢进为主的 DIC；③DIC 后期，再发出血及出血加重系以纤溶亢进为主要原因及病理过程；④DIC 的实验室检查证实有明显纤溶亢进指标。

2. 主要制剂　①止血环酸（氨甲环酸）：100～200mg，每日 2 次，静脉滴注。②氨甲环酸：每次 0.1～0.2g，静脉滴注，＜0.6g/d。③6-氨基己酸：初始 4～6g，维持 1g/h，＜20g/d。以上尿路内浓度高,易形成血块而尿路梗阻,血尿者慎用。④抑肽酶:广谱蛋白酶抑制剂,不经尿路排泄。常规剂量 8 万～10 万单位/日,分 2～3 次使用。或首剂 5 万单位,随后每 2 小时 5 万单位。注意过敏反应。

三、住院医嘱

+ 一级护理
+ 血液内科护理常规
+ 吸氧
+ 心电监护
+ 输血液制品、血小板或者新鲜冰冻血浆、纤维蛋白原等
+ 肝素 12 500U,ih,q12h
+ 低分子肝素 5000U,ih,q12h
+ 维生素 K_3 8mg,iv,bid
+ 酚磺乙胺 0.5g,iv,bid
+ 葡萄糖酸钙 1 支,qd,iv gtt
+ 维生素 C 3g,iv gtt,qd
+ X 线胸部摄片
+ 心电图
+ 血生化,肝、肾功能
+ 腹部 B 超检查

病程观察

一、病情观察

动态观察出血、栓塞等临床表现情况,肝素治疗前后检查患者的 DIC 指标:包括血小板计数(Plt)、凝血酶原时间(PT)、活化部分凝血活酶时间(APTT)、血浆纤维蛋白原(Fbg)、血浆硫酸鱼精蛋白副凝试验(3P 实验)、纤维蛋白(原)降解产物(FDP)和 D-二聚体等检查。

二、疗效分析及处理

出血、休克、脏器功能不全等 DIC 表现消失;低血压、瘀斑等体征消失;血小板计数、纤维蛋白原含量以及其他凝血象和实验室指标恢复正常为痊愈。以上 3 项指标中,有 2 项符合要求者为显效。经治疗无好转或病情恶化死亡者为无效。

住院小结

一、确定诊断

（一）临床表现

1. 存在易引起 DIC 的基础疾病。

2. 有如下 2 项以上临床表现：

（1）严重或多发性出血倾向

（2）不易用原发病解释的微循环衰竭或休克

（3）多发性微血管栓塞：皮肤、黏膜栓塞性坏死及早期出现的肾、肺、脑等脏器功能衰竭

（4）抗凝治疗有效

（二）实验室检查

主要诊断指标同时具有下列三项以上异常：

1. $Plt < 100 \times 10^9/L$ 或进行性下降，或有 2 项以上血小板活化产物升高（b-TG，PF4，TXB2，GMP-140）。

2. 血浆 fibrinogen 含量 $< 1.5g/L$ 或进行性下降或超过 $4g/L$。

3. 3P 阳性或血浆 $FDP > 20mg/L$，或 D-Dimer 水平升高或阳性。

4. PT 延长或缩短 3s 以上或呈动态变化；APTT 延长 10s 以上或缩短 5s 以上。

二、预后

预后取决于原发病治疗情况、DIC 的严重程度、抗凝治疗效果以及治疗的合理性。死亡率 31%～86%（无论有无抗凝）。

出院医嘱

出院后注意继续对原发病情况的检测，并注意出血倾向、血常规及凝血象的检测。

病例教学

病历摘要

男性，36 岁，咽痛 3 周，发热伴出血倾向 1 周入院。3 周前无明显诱因咽痛，服增效联磺片后稍好转，1 周前又加重，发热 39℃，伴鼻出血（量不多）和皮肤出血点，咳嗽，痰中带血丝。在外院验血 Hb 94g/L，WBC $2.4 \times 10^9/L$，血小板 $38 \times 10^9/L$；血分片：原始

粒细胞 12%，早幼粒细胞 28%，中幼粒细胞 8%，分叶核粒细胞 8%，淋巴细胞 40%，单核细胞 4%，血小板 30×10^9/L，诊断未明转来诊。查体：T37.8℃，P88 次/分，R20 次/分，BP120/80mmHg，皮肤散在出血点和瘀斑，浅表淋巴结不大，巩膜无黄染，咽充血（＋），扁桃体 I° 大，无分泌物，甲状腺不大，胸骨有轻压痛，肺叩清，右下肺可闻及少量湿啰音。实验室检测：骨髓增生明显——极度活跃，早幼粒 91%，红系 1.5%，全片见一个巨核细胞，过氧化酶染色强阳性。凝血检查：PT 19.9s，对照 15.3s，纤维蛋白原 1.5g/L，FDP 180μg/ml（对照 5μg/ml），3P 试验阳性。大便隐血（－），尿蛋白微量，RBC 多数，胸部 X 线片（－）。

问题

1. 可能的诊断是什么？
2. 还考虑做哪些检查？
3. 主要的鉴别诊断有哪些？
4. 治疗上哪些是首选治疗措施？

答案

1. **学习目的：DIC 诊断及诊断依据。**

DIC 诊断依据：①早幼粒细胞白血病易发生 DIC；②全身多部位出血；③化验 PT 延长，纤维蛋白原降低，FDP 增高、3P 试验阳性。该患者同时明确急性早幼粒细胞白血病的诊断：①发病急，有贫血、发热、出血；②查体：皮肤散在出血点和瘀斑，胸骨有压痛；③血化验呈全血细胞减少，白细胞分类见幼稚粒细胞，以早幼粒细胞为主；④骨髓检查支持急性早幼粒细胞白血病。DIC 是急性白血病的一种严重并发症，是急性白血病患者死亡主要原因之一，严重影响白血病患者的预后。

2. **学习目的：列出提示 DIC 和急性白血病患者的相关检查。**

（1）骨髓细胞免疫学检查

（2）细胞遗传学检查：染色体或基因检查

（3）X 线胸片＋痰细菌学检查

3. **学习目的：DIC 主要鉴别诊断。**

主要与原发性纤维蛋白溶解亢进症进行鉴别：病因多为肿瘤，急性白血病，创伤或手术等。主要临床表现是皮肤或脏器出血，但无特异性。实验室检查：血小板计数及功能、凝血因子和抗凝因子正常，3P 阴性，纤维蛋白原明显降低，FDP 明显升高，DD 正常。

4. 学习目的：DIC 的治疗。

(1) 维 A 酸联合亚砷酸及蒽环类诱导分化和促凋亡治疗。

(2) DIC 治疗：小剂量肝素和补充凝血因子和血小板。

(3) 支持对症治疗：包括抗生素控制感染 。

第4章

噬血细胞性淋巴组织细胞增多症

概述

噬血细胞性淋巴组织细胞增多症（hemophagocytic lymphohistiocytosis，HLH），又称噬血细胞综合征（hemophagocytic syndrome，HPS），是由于淋巴细胞、组织细胞非恶性增生分泌大量炎性因子而引起的严重的、甚至致命的炎症状态。随着医学的发展及多科协作深入，人们对于 HLH 的认识逐渐加深，临床病例报道也不断增多。HLH 病因多样，遗传性 HLH 存在先天遗传缺陷，获得性 HLH 常继发于感染、肿瘤自身免疫性疾病等，发病机制复杂，临床表现多样，无特异性的症状和体征，死亡率很高。

入院评估

一、病史询问要点

1. 起病因素　感染等

2. 主要症状　发热、乏力、出血、皮肤/巩膜黄染、盗汗等

3. 既往病史　风湿免疫性疾病、肿瘤史、服药史等

4. 家族史　家族肿瘤史、遗传疾病史

二、体格检查要点

1. 皮肤黏膜　黄染、出血点、瘀斑、皮疹、结节等

2. 淋巴结　全身淋巴结，注意有无肿大淋巴结

3. 肝、脾触诊　肝、脾大小，质地等

三、门诊资料分析

1. 血常规　出现两系以上血细胞减少。

2. DIC 筛查　PT、APTT 延长，Fbg 降低。

3. 血液生化　肝酶、胆红素、肾功能、血脂

4. 血清铁蛋白　明显升高

四、继续检查项目

1. 骨髓细胞学检查及骨髓活检、免疫分型、染色体

2. 自身免疫相关检查　ANA、ENA、ANCA、免疫球蛋白、淋巴细胞亚群

3. 胸、腹部增强 CT，PET－CT 检查

4. 病毒及细菌等相关病原体检查

5. 肿瘤标志物

6. 对肿大淋巴结或器官可行病理学检查

病情分析

一、基本诊断

诊断主要依靠实验室检查、骨髓细胞学检查等。实验室检查包括血常规、生化、DIC 筛查、血清铁蛋白、NK 细胞活性、可溶性白介素－2 受体（sCD25）等。

诊断标准：分子生物学诊断符合 HLH 或者以下指标 8 条中符合 5 条即可诊断为 HLH：① 发热：持续＞7 天，体温＞38.5℃；②脾大（肋下≥3cm）；③血细胞减少（累及外周血两系或三系）：血红蛋白＜90g/L，血小板＜100×10^9/L，中性粒细胞＜1.0×10^9/L 且非骨髓造血功能减低所致；④高三酰甘油血症和（或）低纤维蛋白原血症：三酰甘油＞3mmol/L 或高于同年龄的 3 个标准差，纤维蛋白原＜1.5g/L 或低于同年龄的 3 个标准差；⑤ 在骨髓、脾或淋巴结里找到噬血细胞，同时没有恶性肿瘤证据；⑥ NK 细胞活性降低或缺如；⑦ 铁蛋白≥500μg/L；⑧sCD25≥2400U/ml。

二、临床类型/临床分期

根据发病机制的不同，HLH 可分为原发性 HLH 和获得性HLH。原发性 HLH 患者存在常染色体或性染色体缺陷。其可分为家族性 HLH（FHLH）和免疫缺陷综合征相关性噬血细胞性淋巴组织细胞增多症。获得性 HLH 按照原发病不同可分为感染相关性、恶性肿瘤相关性、自身免疫性疾病相关性、药物相关性及移植后噬血细胞综合征等。

三、鉴别诊断

（一）血细胞减少的鉴别

1. 再生障碍性贫血

2. 脾功能亢进

3. 急性造血停滞

4. 免疫相关性全血减少

5. 白细胞不增多性或低增生性白血病

（二）发热的鉴别

1. 感染

2. 恶性肿瘤

3. 自身免疫性疾病

（三）肝/脾大、黄疸、凝血功能异常

1. 病毒性肝炎

2. 自身免疫性肝炎

3. 非嗜肝病毒感染

四、并发症

噬血细胞综合征患者免疫功能紊乱，常同时合并各种感染，严重患者可出现弥散性血管内凝血、消化道出血、肺泡出血、多脏器功能衰竭。

治疗计划

一、治疗原则

HLH 治疗的目标为抑制威胁生命的过度炎症反应，清除感染病原抗原提呈细胞从而消除对细胞毒性细胞的持续激活。

二、治疗方法

（一）加强护理及监护，密切监测生命体征变化

（二）积极寻找并治疗原发病

1. 感染　抗感染治疗。

2. 肿瘤　选择不同化疗方案治疗。

3. 自身免疫性疾病　免疫抑制剂、激素规范治疗。

（三）噬血细胞综合征治疗

针对病因未明或原发性噬血细胞综合征可考虑予以下方案控制病情，并积极寻找原发病。

1. HLH - 2004 方案

（1）初始治疗（1～8 周）

DEX：$10mg/m^2/d \times 2W \rightarrow 5mg/m^2/d \times 2W \rightarrow 2.5mg/m^2/d \times$

2W→1.25mg/m²/d×1W→减停 1W

VP16：150mg/m²×2 次/W×2W→150mg/m²×1 次/W×6W

CsA：6mg/kg/d，口服，血药浓度维持在 200mg/L 左右

（2）维持治疗（9～40 周）

DEX：10mg/m²/d，3d/2W

VP16：150mg/m²，1 次/2W

CsA：6mg/kg/d，口服，血药浓度维持在 200mg/L 左右

（3）对症支持治疗

2. 其他方案

（1）大剂量激素＋丙种球蛋白

甲基泼尼松龙（5mg/kg/d，d1～7，后逐渐减量）

丙种球蛋白（400mg/kg/d，d1～7）

（2）氟达拉滨＋甲强龙＋（丙种球蛋白）——FD（Ig）

氟达拉滨：25mg/(m²·d)，d1～3

甲强龙：初始剂量 5mg/kg/d，d1～7，后逐渐减量

丙种球蛋白：400mg/kg/d，d1～7

（3）依托泊苷＋甲强龙

依托泊苷：100mg/m²×2 次/W×2W→100mg/m²×1 次/W×2W，后续口服 50mg 每周 2 次维持。

甲强龙：初始剂量 5mg/kg/d，d1～3，后逐渐减量

（四）辅助治疗

1. 保肝治疗　复方甘草酸二铵、还原型谷胱甘肽、多烯磷脂酰胆碱、水飞蓟宾等

2. 保护胃黏膜　奥美拉唑、艾索美拉唑、硫糖铝混悬液、磷酸铝凝胶等

3. 改善凝血功能　新鲜冰冻血浆、凝血酶原复合物、纤维蛋白原等

4. 支持治疗　人血白蛋白、红细胞悬液、血小板

5. 抗感染治疗

（五）造血干细胞移植

三、住院医嘱

✚ 一级护理

* 血液内科护理常规
* 软食
* 记出入量
* 氟达拉滨 40mg＋0.9％生理盐水 500ml，iv gtt，qd
* 甲强龙 120mg＋0.9％生理盐水 100ml，iv gtt，q12h
* 丙种球蛋白 20g，iv gtt，qd
* 还原型谷胱甘肽 2.4g＋5％葡萄糖溶液 250ml，iv gtt，qd
* 奥美拉唑 40mg＋0.9％生理盐水 100ml，iv gtt，bid
* 苯溴马隆 50mg，po，qd
* 碳酸氢钠 0.2g，po，tid

病程观察

一、病情观察

（一）症状和体征的改变

主要观察发热、乏力、出血、皮肤黄染等变化。

（二）辅助检查结果的变化

1. 血常规、肝功能、血清铁蛋白、三酰甘油、凝血功能
2. 腹部超声，胸、腹部 CT

二、疗效分析及处理

1. 病情好转　患者症状好转，各项实验室指标好转，积极治疗控制原发病，防止病情反复。
2. 病情无变化　调整治疗方案，积极控制原发病。
3. 病情反复　改变治疗方案，积极控制原发病。
4. 病情恶化　症状及相关检查指标恶化，调整治疗方案，加强支持治疗。

住院小结

一、确定诊断

按照 HLH－2004 诊断标准确定诊断，原发病须明确诊断。

二、预后

噬血细胞性淋巴组织细胞增多症一般预后较差，获得性 HLH 死亡率可达 50％。若经过治疗获得性 HLH 患者生存 8 周

以上，认为 HLH 症状已基本控制，患者基本可脱离危险。若为肿瘤相关 HLH 或自身免疫相关 HLH，此后需对原发病进行维持治疗，以防止获得性 HLH 复发。而原发性 HLH 根本治疗还是行造血干细胞移植，HLA 相合的无关供者移植与同胞移植的长期无病生存率相同，3 年的生存率为 70%，而 HLA 不完全相合的亲缘或非亲缘移植无病生存率约为 50%。

三、出院医嘱

+ 依托泊苷 50mg，po，bid
+ 甲泼尼龙 16mg，po，q12h
+ 奥美拉唑胶囊 20mg，po，bid
+ 葡醛内酯片 300mg，po，tid

病例教学

病历摘要

患者女，16 岁，四肢出现红色丘疹，伴瘙痒，进而出现发热，体温达 38℃，持续 2 周，予退热药物体温可降至正常，6～8 小时后又明显升高，血常规：WBC 1.27×10^9/L，HB 78g/L，PLT 54×10^9/L，生化：ALT 171U/L，AST 326U/L，TBIL 89.1μmol/L，DBIL 78.5μmol/L，ALP 860μmol/L，GGT 1270μmol/L，TG 3.97mmol/L（0.58～1.61 mmol/L），血清铁蛋白 86 400μg/L（20～200μg/L），EBV-IgM（+），FIB 1.41g/L（2.0～4.0 g/L）。颈部超声：双颈部淋巴结肿大，考虑反应性增生；腹部超声：脾大。骨穿：组织细胞增生，以吞噬细胞吞噬幼红细胞、红细胞和血小板现象为主。

问题

1. 该患者目前诊断。
2. 还需要进一步行哪些检查？
3. 下一步治疗原则是什么？

答案

1. 学习目的：噬血细胞综合征的诊断标准。

诊断标准：分子生物学诊断符合 HLH 或者以下指标 8 条中符合 5 条即可诊断为 HLH：① 发热：持续＞7 天，体温＞38.5℃；②脾大（肋下≥3cm）；③血细胞减少（累及外周血两系或三系）：血红蛋白<90g/L，血小板<100×10^9/L，中性粒细胞<1.0×10^9/L且非骨髓造血功能减低所致；④高三酰甘油血症和（或）低纤维蛋白原血症：三酰甘油>3mmol/L或高于同年龄的3个标准差，纤维蛋白原<1.5g/L或低于同年龄的3个标准差；⑤在骨髓、脾或淋巴结里找到噬血细胞，同时没有恶性肿瘤证据；⑥ NK细胞活性降低或缺如；⑦ 铁蛋白≥500μg/L；⑧sCD25≥2400U/ml。该患者存在发热、脾大、血细胞减少、甘油三酯升高，纤维蛋白原降低、噬血现象、铁蛋白升高，故噬血细胞综合征诊断成立，原发病考虑病毒感染。

2. 学习目的：列出HLH的适当检查。

NK细胞活性，sCD25、淋巴结活检、胸/腹部增强CT等。

3. 学习目的：掌握HLH的治疗原则与方法。

（1）加强护理及监护，密切监测生命体征变化。

（2）积极寻找并治疗原发病。

（3）免疫抑制：氟达拉滨、糖皮质激素、环孢素A等。

（4）辅助治疗：保肝治疗、保护胃黏膜、改善凝血功能、支持治疗、抗感染治疗。